全国中医药行业高等教育"十三五"规划教材

全国高等中医药院校规划教材（第十版）

壮医外治学

（供壮医学专业用）

主　编

林　辰　吕　琳

副主编

陈　攀　曾振东

编　委

陈永红　钟　江　李晶晶　方　刚　范小婷　覃裕旺

贾　微　陈晓丽　牙廷艺　李凤珍　滕红丽　冯　桥

陈　红　蒋桂江　黎玉宣　覃斌宁　杨建萍　黄芳琴

陈　斌

中国中医药出版社

·北京·

图书在版编目（CIP）数据

壮医外治学 / 林辰，吕琳主编 . —北京：中国中医药出版社，
2017.1（2022.2 重印）

全国中医药行业高等教育"十三五"规划教材

ISBN 978 - 7 - 5132 - 3928 - 8

Ⅰ . ①壮…　Ⅱ . ①林… ②吕…　Ⅲ . ①壮族—民族医学—外治
法—中医药院校—教材　Ⅳ . ①R291.8

中国版本图书馆 CIP 数据核字（2016）第 297704 号

中国中医药出版社出版

北京经济技术开发区科创十三街 31 号院二区 8 号楼
邮政编码　100176
传真　010 - 64405721
三河市同力彩印有限公司印刷
各地新华书店经销

开本 850 × 1168　1/16　印张 11　字数 274 千字
2017 年 1 月第 1 版　2022 年 2 月第 4 次印刷
书号　ISBN 978 - 7 - 5132 - 3928 - 8

定价　40.00 元
网址　www.cptcm.com

如有印装质量问题请与本社出版部调换（010 - 64405510）
版权专有　侵权必究

服 务 热 线　010 - 64405510
购 书 热 线　010 - 89535836
微信服务号　zgzyycbs

微商城网址　https：//kdt. im/LIdUGr
官 方 微 博　http：//e. weibo. com/cptcm

天猫旗舰店网址　https：//zgzyycbs. tmall. com

全国中医药行业高等教育"十三五"规划教材

全国高等中医药院校规划教材（第十版）

专家指导委员会

名誉主任委员

王国强（国家卫生计生委副主任、国家中医药管理局局长）

主 任 委 员

王志勇（国家中医药管理局副局长）

副主任委员

王永炎（中国中医科学院名誉院长、中国工程院院士）

张伯礼（教育部高等学校中医学类专业教学指导委员会主任委员、

中国中医科学院院长、天津中医药大学校长、中国工程院院士）

卢国慧（国家中医药管理局人事教育司司长）

委　　　　员（以姓氏笔画为序）

马存根（山西中医学院院长）

王　键（安徽中医药大学校长）

王国辰（中国中医药出版社社长）

王省良（广州中医药大学校长）

方剑乔（浙江中医药大学校长）

孔祥骊（河北中医学院院长）

石学敏（天津中医药大学教授、中国工程院院士）

匡海学（教育部高等学校中药学类专业教学指导委员会主任委员、

黑龙江中医药大学教授）

吕文亮（湖北中医药大学校长）

刘振民（全国中医药高等教育学会顾问、北京中医药大学教授）

安冬青（新疆医科大学副校长）

许二平（河南中医药大学校长）

孙忠人（黑龙江中医药大学校长）

严世芸（上海中医药大学教授）

李秀明（中国中医药出版社副社长）

李金田（甘肃中医药大学校长）

杨　柱（贵阳中医学院院长）

杨关林（辽宁中医药大学校长）

杨金生（国家中医药管理局中医师资格认证中心主任）

宋柏林（长春中医药大学校长）

张欣霞（国家中医药管理局人事教育司师承继教处处长）

陈可冀（中国中医科学院研究员、中国科学院院士、国医大师）

陈立典（福建中医药大学校长）

陈明人（江西中医药大学校长）

武继彪（山东中医药大学校长）

林超岱（中国中医药出版社副社长）

周永学（陕西中医药大学校长）

周仲瑛（南京中医药大学教授、国医大师）

周景玉（国家中医药管理局人事教育司综合协调处副处长）

胡　刚（南京中医药大学校长）

洪　净（全国中医药高等教育学会理事长）

秦裕辉（湖南中医药大学校长）

徐安龙（北京中医药大学校长）

徐建光（上海中医药大学校长）

唐　农（广西中医药大学校长）

梁繁荣（成都中医药大学校长）

路志正（中国中医科学院研究员、国医大师）

熊　磊（云南中医学院院长）

秘 书 长

王　键（安徽中医药大学校长）

卢国慧（国家中医药管理局人事教育司司长）

王国辰（中国中医药出版社社长）

办公室主任

周景玉（国家中医药管理局人事教育司综合协调处副处长）

林超岱（中国中医药出版社副社长）

李秀明（中国中医药出版社副社长）

全国中医药行业高等教育"十三五"规划教材

编审专家组

组　长
王国强（国家卫生计生委副主任、国家中医药管理局局长）

副组长
张伯礼（中国工程院院士、天津中医药大学教授）

王志勇（国家中医药管理局副局长）

组　员
卢国慧（国家中医药管理局人事教育司司长）

严世芸（上海中医药大学教授）

吴勉华（南京中医药大学教授）

王之虹（长春中医药大学教授）

匡海学（黑龙江中医药大学教授）

王　键（安徽中医药大学教授）

刘红宁（江西中医药大学教授）

翟双庆（北京中医药大学教授）

胡鸿毅（上海中医药大学教授）

余曙光（成都中医药大学教授）

周桂桐（天津中医药大学教授）

石　岩（辽宁中医药大学教授）

黄必胜（湖北中医药大学教授）

全国中医药行业高等教育"十三五"规划教材

全国高等中医药院校规划教材（第十版）

壮医学专业教材编写委员会

总 主 编 唐 农

副总主编 庞宇舟 罗伟生 林 辰 唐梅文

总 主 审 黄汉儒 黄瑾明

委 员（以姓氏笔画为序）

王柏灿 韦 维 韦英才 韦松基 叶庆莲 田 惠 吕 琳
朱 华 伟纲林 李伟伟 杨 伟 杨美春 肖廷刚 辛 宁
林 辰 林寒梅 易自刚 庞宇舟 冼寒梅 钟 鸣 钟远鸣
秦华珍 徐冬英 黄平文 章增加 董少龙 曾振东 廖小波
戴 铭

总前言

为落实《国家中长期教育改革和发展规划纲要（2010–2020年）》《关于医教协同深化临床医学人才培养改革的意见》，适应新形势下我国中医药行业高等教育教学改革和中医药人才培养的需要，在国家中医药管理局教材建设工作委员会办公室（以下简称"教材办"）、中国中医药出版社在国家中医药管理局领导下，在全国中医药行业高等教育规划教材专家指导委员会指导下，总结全国中医药行业历版教材特别是新世纪以来全国高等中医药院校规划教材建设的经验，制定了"'十三五'中医药教材改革工作方案"和"'十三五'中医药行业本科规划教材建设工作总体方案"，全面组织和规划了全国中医药行业高等教育"十三五"规划教材。鉴于由全国中医药行业主管部门主持编写的全国高等中医药院校规划教材目前已出版九版，为体现其系统性和传承性，本套教材在中国中医药教育史上称为第十版。

本套教材规划过程中，教材办认真听取了教育部中医学、中药学等专业教学指导委员会相关专家的意见，结合中医药教育教学一线教师的反馈意见，加强顶层设计和组织管理，在新世纪以来三版优秀教材的基础上，进一步明确了"正本清源，突出中医药特色，弘扬中医药优势，优化知识结构，做好基础课程和专业核心课程衔接"的建设目标，旨在适应新时期中医药教育事业发展和教学手段变革的需要，彰显现代中医药教育理念，在继承中创新，在发展中提高，打造符合中医药教育教学规律的经典教材。

本套教材建设过程中，教材办还聘请中医学、中药学、针灸推拿学三个专业德高望重的专家组成编审专家组，请他们参与主编确定，列席编写会议和定稿会议，对编写过程中遇到的问题提出指导性意见，参加教材间内容统筹、审读稿件等。

本套教材具有以下特点：

1. 加强顶层设计，强化中医经典地位

针对中医药人才成长的规律，正本清源，突出中医思维方式，体现中医药学科的人文特色和"读经典，做临床"的实践特点，突出中医理论在中医药教育教学和实践工作中的核心地位，与执业中医（药）师资格考试、中医住院医师规范化培训等工作对接，更具有针对性和实践性。

2. 精选编写队伍，汇集权威专家智慧

主编遴选严格按照程序进行，经过院校推荐、国家中医药管理局教材建设专家指导委员会专家评审、编审专家组认可后确定，确保公开、公平、公正。编委优先吸纳教学名师、学科带头人和一线优秀教师，集中了全国范围内各高等中医药院校的权威专家，确保了编写队伍的水平，体现了中医药行业规划教材的整体优势。

3. 突出精品意识，完善学科知识体系

结合教学实践环节的反馈意见，精心组织编写队伍进行编写大纲和样稿的讨论，要求每门教材立足专业需求，在保持内容稳定性、先进性、适用性的基础上，根据其在整个中医知识体系中的地位、学生知识结构和课程开设时间，突出本学科的教学重点，努力处理好继承与创新、理论与实践、基础与临床的关系。

4. 尝试形式创新，注重实践技能培养

为提升对学生实践技能的培养，配合高等中医药院校数字化教学的发展，更好地服务于中医药教学改革，本套教材在传承历版教材基本知识、基本理论、基本技能主体框架的基础上，将数字化作为重点建设目标，在中医药行业教育云平台的总体构架下，借助网络信息技术，为广大师生提供了丰富的教学资源和广阔的互动空间。

本套教材的建设，得到国家中医药管理局领导的指导与大力支持，凝聚了全国中医药行业高等教育工作者的集体智慧，体现了全国中医药行业齐心协力、求真务实的工作作风，代表了全国中医药行业为"十三五"期间中医药事业发展和人才培养所做的共同努力，谨向有关单位和个人致以衷心的感谢！希望本套教材的出版，能够对全国中医药行业高等教育教学的发展和中医药人才的培养产生积极的推动作用。

需要说明的是，尽管所有组织者与编写者竭尽心智，精益求精，本套教材仍有一定的提升空间，敬请各高等中医药院校广大师生提出宝贵意见和建议，以便今后修订和提高。

国家中医药管理局教材建设工作委员会办公室

中国中医药出版社

2016 年 6 月

前　言

　　壮医学专业教材作为全国中医药行业高等教育"十三五"规划教材，是为了培养更多符合壮医药事业发展需要的合格壮医药专门人才而编写。在党和政府的关怀、重视和支持下，近30年来，我国的壮医药事业取得了较大的发展。经过大规模、有组织、有计划地发掘整理和研究提高，壮医药已基本形成了自己独特的理论体系，建立了自己的医、教、研机构，在国家医疗卫生领域中的地位和作用不断上升，人民群众对壮医药的需求也与日俱增。广西中医药大学根据近30年在壮医药科研、教学方面的深厚积淀，开创了壮医药高等教育，于2002年9月正式设立中医学（壮医方向）专业。2011年，经教育部高等教育司审核批准，正式设立我国高等医学教育又一个新的专业——壮医学专业，并于2011年9月开始招生，实现了民族医药高等教育的新突破。

　　"十二五"期间，壮医药事业迎来了千载难逢的良好发展机遇。根据《国务院关于进一步促进广西经济社会发展的若干意见》精神和《中国（广西）壮瑶医药振兴计划规划纲要》等文件的指导思想，"广西要加快中医药、民族医药发展，推动壮瑶医药发展实现新突破，不断满足人民群众日益增长的医疗卫生服务需求。广西中医药大学作为广西唯一的中医药、民族医药教育机构，要为广西中医药、民族医药事业发展提供充足的高层次人才，在人才培养、科学研究、文化传承与创新、服务地方社会经济发展等方面发挥重要的作用。"

　　2002年9月，为了满足中医学（壮医方向）专业教学需要，广西中医药大学组织有关研究人员和教师，在总结近20年来壮医药发掘整理和研究的成果基础上，结合实践验证，按照教学任务要求，编写了12种内部试用的壮医学本科系列教材。2006年经过重新补充修订后正式出版了我国首套壮医学本科专业教材——高等学校壮医药专业教材，供壮医学人才培养使用。该套教材的出版，不仅实现了高等壮医药教育教材建设零的突破，同时也为壮医药高级人才培养提供了重要的保证。2011年，该套教材获得了广西高等学校优秀教材一等奖。经过近10年的实践、总结和发展，壮医药产生了一些新的理论和成果，这些理论和成果经过实践检验后应尽快向教学转化。为此，广西中医药大学向国家中医药管理局教材建设工作委员会办公室、中国中医药出版社递交了"全国中医药行业高等教育规划教材"选题申报书，对壮医学专业教材提出了再版申请。在国家中医药管理局教材建设工作委员会和中国中医药出版社的大力支持下，申报获立项，至此壮医学专业教材首次纳入中医药行业高等教育规划教材。

　　"十三五"中医药行业高等教育规划壮医学专业教材是在2006年版教材的基础上修订而成。本次修订，在保留《壮族医学史》《壮医基础理论》《壮医诊断学》等教材的基础上，根据学科发展的需要，将《壮医方药学》分为《壮药学》和《壮医方剂学》，并在《壮医内科学》中增加了壮医儿科的内容，整合为《壮医内儿科学》，在《壮医外科学》中增加了骨伤科学内容，整合为《壮医外伤科学》，同时增加了《壮医针灸学》《壮医经筋学》《壮语基础》3种教材，课程由原来的 12 种增加到 16 种。本套教材坚持育人为本，重视发挥教材在人才培养中的基础性作用，充分展现我国壮医药的特色和在医疗、保健、科研、文化等方面取得的新成就，以期成为符合教育规律和人才成长规律，并具有科学性、先进性、适用性的特色教材。

　　教材是培养人才和传授知识的重要工具，由于水平所限，本套教材若存在不足，请读者提出宝贵意见，以便再版修订时提高。

壮医学专业教材编写委员会

2016年9月

编写说明

　　本教材是全国中医药行业高等教育"十三五"规划壮医学专业教材之一，在国家中医药管理局教材建设工作委员会宏观指导下，由广西中医药大学组织相关专家编写。

　　壮医外治法种类丰富，临床疗效确切，是壮医药的重要组成部分和特色之一。壮医临床实践中善于应用外治法治病，由于没有系统记载和总结，壮医外治法除了散见于各种中医文献及地方志等文献记载外，主要以口耳相传、师徒授受的形式在壮族民间流传应用。自从20世纪80年代开启了壮医药普查及整理研究工作以来，发掘整理了多种独特、疗效确切的壮医外治疗法，如壮医针刺疗法、壮医经筋疗法、壮医佩药疗法、壮医药线点灸疗法等，其中还收集了《痧症针方图解》《童人仔灸疗图》等一些壮医外治法手抄本的内容。经过广大壮医工作者长期的不懈努力，对多种壮医外治法的疗效机制、主要功效及临床应用规范等方面研究也深入进行了开展，并取得了丰硕的成果。目前已整理出版了部分的壮医外治法专著，如《壮医药线点灸学》《中国壮医经筋学》及《中国壮医针刺学》等。壮医外治学的理论体系基本确立，应用技术日臻提高，许多壮医外治疗法应用规范化标准已初步确定和形成，为临床推广应用奠定了良好的基础。

　　为了使壮医外治学得到更好的传承发展，使之更好、更有效地为全人类的医疗卫生事业服务，编委会精心总结近30年来壮医外治学发掘整理和基础研究的成果，结合临床实践经验，编写了这本《壮医外治学》教材。在编写过程中，我们坚持科学、实用的原则，力求保持壮医外治疗法原有的本质属性，努力突出壮医外治学的民族特色和地域特点。本教材分为上篇、中篇和下篇，分别对壮医外治法的概述、起源与发展、壮医外治疗法种类及临床应用进行了较为全面、系统的介绍。本教材将壮医外治法按针、灸、刮、佩等进行分类，介绍的疗法共31种，每种疗法均在壮医理论的指导下，从概念、治疗机理、主要功效、适应证、禁忌证、操作方法及注意事项等方面入手，逐一进行介绍，并阐述了壮医外治法治疗临床各科多发病、常见病的方法。本教材适用于壮医学专业及其他相关专业本科教学。

　　本教材虽然经过多次审定、修改，但由于编者水平有限，疏漏在所难免，恳请读者提出批评意见和建议。

《壮医外治学》编委会

2016年12月

目　录

上篇　绪　论

第一章　概　述

　　壮医外治学是在壮医理论指导下，研究壮医外治法起源形成、发展历史、种类及临床防治疾病作用原理及规律的一门学科。

　　壮医外治法是在壮医理论指导下，应用药物或非药物方法从体外进行治疗，直接作用于人体龙路、火路在体表形成的网结，鼓舞人体正气，疏通龙路、火路之瘀滞，驱毒外出，调整气血平衡，恢复天、地、人三气同步运行，从而达到防治疾病目的的一类治疗方法。

第一节　壮医外治法治疗机理

　　壮医理论认为，脏腑骨肉气血、三道两路功能正常，气血运行畅通、协调平衡，天、地、人三气同步，天气主降、地气主升、人气主和，人体处于健康状态。人体发病的主要机制是由于毒邪入侵或内生毒邪导致三道两路阻滞不通，或体虚气血运行功能减退，气血运行不畅，气血失衡，天、地、人三气不能同步而发病。壮医外治法的治病机理，通过一种或一种以上的外治疗法作用于人体龙路、火路在体表形成的网结，疏通龙路、火路之瘀滞，直接驱毒外出，或鼓舞人体正气，增强脏腑骨肉气血、三道两路功能，使气血运行畅通无阻，而调整气血平衡，恢复天、地、人三气同步运行，使疾病好转或痊愈。

　　壮医经过长期反复的临床实践逐渐认识到，通过针刺、点灸、拔罐、刮痧、经筋等外治方法，在人体龙路、火路的某些体表气聚部位（即穴位）或病灶施以治疗，调节和畅通人体气血，增强人体抗病能力，加速邪毒化解或排出体外，气血运行畅通，使天、地、人三气复归同步而达到治疗目的。

第二节　壮医外治法的临床应用原则

　　壮医非常重视应用外治疗法防治疾病。内病外治、外病外治是壮医临床的一大特色和亮点。壮医外治法种类丰富，如壮医针法、灸法、刮法、敷贴法、熏洗法、药罐法、点穴法、足浴法等，广泛应用于临床各科。为能获得最佳疗效，在运用壮医外治法防治疾病的过程中，必须遵循以下四个原则：

一、辨病论治

辨病论治是通过望、闻、问、切、探五诊收集临床病情资料，然后对其进行综合分析，判断疾病的病性与病位，并结合主症确定病名，以此为依据制定疾病的治疗原则和治疗方案。壮医临床强调辨病论治，主要内容是辨清疾病的病因病性。在临床治疗中无论是采用内治法还是外治法都要先辨明疾病的病因病性，然后针对病因病性进行治疗。壮医致病因素主要包括风、湿、痧、瘴、蛊、毒等，疾病的病因病性是决定疾病治疗原则和治疗方法的主要依据，因此施治前一定要辨清疾病的病因病性。

二、辨证论治

壮医有证的概念，有阴证和阳证之分。证是患者在疾病过程中全身状况的综合反映，一般只辨阴证和阳证，或称阴盛阳衰证和阳盛阴衰证。同一种病，在不同的时期、不同的病体都可能表现为阴证或阳证，且在一定的条件下阴证可以转化为阳证或阳证转化为阴证。这是由于人体内的毒邪和正气斗争状态在同一疾病的不同阶段，或不同病体的差异所致。

壮医在临床中强调辨病为主，辨证为辅。在临床施治时强调辨病是决定疾病治疗原则和治疗方法的主要依据，辨证则是治疗的重要参考，因此施治时要遵循辨病为主、辨证为辅的原则。

三、严格掌握壮医外治疗法的适宜病证

壮医外治法种类丰富，在内、外、妇、儿等科广泛应用。严格掌握壮医外治法的临床适宜病证非常重要。如果未能严格按照壮医外治法的适宜病证选用适当的疗法，不但会影响治疗的效果，而且可能会造成一定的不良后果。如皮肤发脓溃烂，采用针刺排脓或放血排毒疗法会获得较好的疗效，但如果选择刮疗疗法往往就会起到相反的作用，加重皮肤的感染、溃烂。因此，在临床治病过程中，要严格掌握壮医外治法的适应证和禁忌证，选择疾病最适宜的外治疗法进行治疗，以获得最佳的疗效。

四、重视运用综合疗法

在临床治疗过程中，壮医强调采用多联、综合疗法治病。病情较轻，一般选用一种适宜的外治法治疗即可；病情较重，应结合患者实际病情，选择两种及以上的外治法或外治联合内治综合治疗。如腰肌劳损患者，采用手法治疗局部病灶缓解症状的同时，为了达到治病求本的目的，可以加针法或灸法对一些强壮补益的穴位进行针或灸，这样往往会起到事半功倍的效果。

第二章　壮医外治法的起源与发展

第一节　远古时期外治法的起源

医学知识的起源，首先是治疗医学的起源。在治疗医学的起源中，首先又是外治医学知识如何起源的问题。在外治医学中，存在多样性的起源和发展，如按摩、水浴、火灸、破痈等，它们可能是同时或者随机产生的，或者在不同人群中又有彼此先后之分。壮医学的发展也遵循着这一基本规律，壮医外治法是壮医学最早起源的源头之一。

一、水在壮医外治法起源中的地位

水是人类生活必不可少的物质。远古的人类，多择山而居，且多居于依山傍水之地。人们每天都与水打交道。人渴了要喝水，然后逐渐进化成一种主动需求。早在距今约 5 万年前，生长于我国南方地区的柳江人对水的性质已经有了较深刻的认识，识得深水、浅水、静水、流水、淡水与咸水。尤其天气炎热的夏天，在清凉的水中浸泡会给人十分舒适的感觉。他们还认识到，进入清水沐浴对各种伤口的愈合是有好处的。当外伤伤口感染或痈疖排脓后遗留在皮肤上的脓血污物，他们已经能主动找到清洁的溪流进行清洗。后来当人们伤口感染、经久不愈时，便主动地寻找溪流、河水进行清洗，其目的在于清洗伤口，促进伤口早日愈合。这是壮族先民早期的医疗活动之一，是物理疗法中自然水浴疗法的开端，属于早期的外治法。

二、火在壮医外治法起源中的地位

考古学知识告诉我们，我国 170 万年前的元谋人可能开创了用火的历史。生活在距今 80 万年左右的蓝田猿人、梅铺猿人、神雾岭猿人及距今 50 万年左右的北京猿人，他们都能将自然火种引用于居住地为自己服务。现代壮族人远古的祖先柳江人遗址中虽没发现明显的火烧痕迹，但桂林甄皮岩人遗址中发现燃烧的灰烬达 2 米多厚。由此可以推断，柳江人以后，居住在岭南地区的壮族先民已经能够熟练利用火来照明取暖、烤炙兽肉。而火是何时对壮族先民发生了医疗意义呢？这个问题的答案仍在于壮族先民大脑发育的情况。在远古时期，遇到寒冷袭击的古猿只能将身体缩成一团，或者躲避在洞穴中以御寒，这是一种本能反应。在进化过程中，如果在寒冷季节遇上森林大火，古猿人能够感受火的温暖，并能盲目地向火奔去，这也是本能反应。当人类的脑容量进化至 1000mL 左右的时候（相当于 50 万年前北京猿人时期），脑组织内部结构已经比较复杂，这时再遇到森林大火，他们知道应该站在较远的地方，或者站在上风取暖，并能将火种引进住地，照明取暖，这种主动取火用火的行为，证明人类在"取暖"的问题上已经完全摆脱了本能的行为。而"主动用火治病"这一行为就更为复杂。因为它必须在人类发展到能区分健康与疾病的不同，才有可能将火的热力与某些身体的不适或疾病联系起来。并在此基础上将疼痛部位主动靠近火源，只有这种主动行为才具有医疗的意义，我们将这种用火焰烤疾病部位的治疗方法称作火灸疗法。

第二节　秦汉以前壮医外治法的形成

原始社会，生活艰苦，环境险恶，卫生条件极差；人兽杂处，碰撞搏斗在所难免，而部落间械斗也是经常发生，再加上生产工具原始，劳动中意外伤害必然较多。因此，外伤最常见，并且也是当时重要致死原因。原始人遇有外伤如何处理，现已难查证。但从近代一些交通极其闭塞、经济文化极端落后的地区，人们往往以泥土、香灰、树叶、苔藓、树皮、草茎甚至唾液等敷裹创口的做法来推断，原始人逐渐对外伤发现并总结了一些适用于减轻剧烈疼痛和止血的方法与草药。也可能用泥土、野草和树叶等敷裹伤口，久而久之，人们逐渐地发现了一些适合于敷治外伤的外用药，这便是壮族先民使用外治疗法的直接起源。经过了原始社会漫长的经验积累，商周至先秦是壮医外治法基本形成的时期。

一、关于"以石治病"

自公元前 6 世纪以来，不少古书如《左传》《山海经》《管子》《战国策》《韩非子》《素问》《灵枢》《史记》《汉书》《淮南子》《说文解字》《说苑》《韩诗外传》《帝王世纪》以及马王堆汉墓出土的《脉法》《五十二病方》等，都有关于古代运用石器治病的记载。

《左传》襄公二十三年（前 550）载有"美疢不如恶石"，东汉服虔注："石，砭石也。"

《山海经·东山经》载："高氏之山，其上多玉，其下多箴石。""箴"就是针。晋代郭璞注："可以为砥针，治痈肿者。"清代郝懿行《山海经笺疏》载："砥当为砭字之误，南史王僧儒传引注，作可以为砭针是也。"

《素问·异法方宜论》载："东方之域……其病皆为痈疡，其治宜砭石。"唐代王冰注："砭石，谓以石为针也。"

《灵枢·玉版》载："故其已成脓血者，其惟砭石铍锋之所取也。"《难经·二十八难》亦谓："其受邪气，畜则肿热，砭射之也。"

砭石是一种锐利的楔形石块。透过上述文字记载，人们不难看出，它即为后世金属刀针的前身。壮族地区虽没有本民族规范通用的文字，更没有以本民族文字记载的相关砭石、箴石、针具等记载，但在已经出土的考古实物中已经发现，广西百色盆地出土有距今七八十万年前旧石器时代的加工精湛的手斧，广西隆安县乔建镇大龙潭出土的新石器时代的双肩石铲，以及广西南宁市豹子头出土的新石器时代的穿孔刀具，都说明壮族先民完全有能力制作适用于外治皮肤痈疡的工具。在桂林甑皮岩遗址、南宁地区贝丘遗址、柳州白莲洞遗址、宁明花山和珠山附近的岩洞里，还发现有大量尖利的石器和石片，甚至还发现有骨针实物。这些尖利的石器、石片、骨针等，是否为壮族先民的专用医疗用具尚待考证，但从一器多用的角度看，它们完全可以作为早期的针刺用具。

二、壮医陶针、青铜针、银针考

广西壮族老壮医覃保霖在其"壮医陶针考"一文中曾经提到，壮族地区一直流传着一种用陶片做针治疗疾病的方法。远古的石器时代，先民以石制器制作成生产工具，经过不断改进而逐渐成为外治疾病的工具。进入青铜器时代，始有金属制针具。但在石器时代与青铜器时代之间，灿烂的陶器文化时代亦不能忽视。先民在石器时代及青铜器时代都有制作针具被后世发现，则陶器文化时代能够利用"陶"制针又怎能例外。覃保霖所记录的壮族地区陶针疗法一直流传至今，而且强调壮族民间医疗一向以"陶针"为主体。在中医"九针"形成之前，由于壮族地区的地理环境，人民的体质特点，地方病、多发病防治的需要，以及南方用铁未能普遍的情况下，壮族先民已经知道在砭石的基础上，敲击陶片，使之比砭石更为锋利，用以进行针刺、割治疾病更为便利。由于疗效好、简便易行，壮医陶针在民间流传经久不衰，至今还在使用。

壮族地区先后发现了年代最早的青铜针及银针，它与《内经》提及的"九针"也不完全相同，其他地方也未发现相同或相似的针具，该种针具很可能仅在壮族地区流传使用，可见壮族先民很早就积累了独特的针刺治疗经验。《素问·异法方宜论》所载："南方者，天地所长养，阳之所盛处也，其地下，水土弱，雾露之所聚也，其民嗜酸而食胕。故其民皆致理而赤色，其病挛痹，其治宜微针。故九针者，亦从南方来。"书中的南方并非特指壮族地区，但从地理位置及历史文献所指包括广西在内的广泛的南方地域看来，壮族地区很可能是"九针"的发源地之一。

1985年10月，考古工作者在广西武鸣县马头乡西周末年至春秋古墓中，出土了两枚青铜浅刺针（其中一枚出土时已经残断）。针体通长2.7cm，针柄长2cm，宽0.6cm，厚0.1cm，呈扁长方形，针身短小，长仅0.5cm，直径仅0.1cm，锋尖锐，呈圆锥状。经考证认为这是两枚浅刺用的医疗用针，其针锋细微，与古人对"微针"的描述是一致的。

1976年7月，广西考古工作者在贵港市罗泊湾一号汉墓的随葬品中发现了3枚银针，其外部造型相似，针柄均为绞索状，针身均为直径0.2cm的圆锥状，锋锐利，3枚银针的针柄顶端均有一圆形小孔，长分别为9.3cm、9.0cm、8.6cm。从外形观察，3枚银针的造型与现代针灸用针极为相似，可以确认为医疗用针。这是迄今为止我国范围内发现的年代最早的绞索状针柄的金属制针具。这种针柄对后世针具的针柄造型具有深远的影响，并一直沿用至今，在我国针具史上有重要的意义。

由此可见，壮族地区虽没有传统文字对针刺进行记载，但出土实物例证与民间流传的陶针已经给壮医外治疗法的发展提供了有力的佐证。

三、其他外治法的形成

在生产劳动过程中，随着生产工具的改进和与疾病斗争经验的不断积累，瓯骆先民们逐渐懂得了除了用锐利针状物可以进行割治体表脓疮外，用其他一些工具也可以起到治疗的效果。他们被树枝、石块等硬物撞到或刮到某些部位而能缓解某些病痛或主动用硬物敲击身体某个部位能起到缓解肌肉酸痛，或发现能用兽角拔吸体内稍深部的脓血等类似经验经过长期反复实践，进而逐渐发展成后来的角吸疗法、药锤疗法、刮疗法（如药物刮疗、骨弓刮疗等）等外治法，外治法的基本形式也逐渐发展为植物敷贴、水洗、火灸等。

第三节　秦汉至民国时期壮医外治法的发展

在很长的一个历史时期内，壮族先民聚居地相对比较集中，且很少发生大规模的人口迁徙，历朝历代都生活繁衍在史料所记载的西瓯、骆越古国，即是我国岭南偏西的山区丘陵地带。加之壮族地区在相当长的一段时期内生产力相对落后，而且壮族部落与部落之间相对独立的生存模式使得本民族没有一个统一的文化体系，以至壮族一直没有本民族统一规范的文字流传于世。因此壮医药在相当长的一段历史时期内发展比较缓慢，从秦汉一直到民国后，壮族的外治疗法随着社会的发展才逐渐有所发展。

从现存的广西地方志等资料查阅可知，在民国时期壮族地区使用的壮医治疗方法多为外治法。外治法丰富多彩，手段多种多样。其主要分为药物配合物理疗法和单纯物理疗法两大类。

1. 草药熏洗

壮族地区出产的一千多种草药，壮族民间医生大部分都用来煎水洗浴治疗或蒸煮熏焗治疗。凡外感证、内伤证、风湿证、麻痹证、急痧证，壮医常采用多种草药组合，煎水洗浴或熏蒸。因外用药禁忌较少，取其药多力雄，熏洗后常能一身轻快，诸症缓解向愈。

2. 戴药佩药

壮医常选用草木根类药或芳香透窜性药，纳入锦囊或用丝线穿系，给患者佩戴挂于颈部或戴在手腕。体弱多病的儿童、妇女及老年患者多采用戴药佩药法，亦获良效。

3. 槌药敷贴

壮医治疗痈疽疔疮、跌打损伤，善用草药敷贴。按痈疽疔疮及创伤情况，选取各种新鲜的草药捣烂连同生药汁敷贴患部，通常 1~2 日一换，颇见良效。也有制成药膏、药散，随时备用的。

4. 煎药外洗

壮医外科，尤其重视消毒。其法是选用橘柚、黄皮、苦楝、香樟、乌桕、枫叶及忍冬藤等，加水煎煮，用以冲洗患者患处、伤口并蒸煮器械，医者用该药水洗手，壮语称为"祛秽"。患者患处、术者之手及医疗用具，一经祛秽，不许再跟外物接触，方可对患者施以治疗之术，或加敷其他外用药物治疗。

5. 洗鼻或雾化法

壮医对鼻病、喉病及呼吸系统疾病，常常煎煮草药液吸入洗鼻，或蒸煮草药化为雾气，令患者吸入治疗。此法在古代壮族民间非常盛行，据《汉书·贾捐之传》记载："骆越之人，父子同川而浴，相习以鼻饮。"宋代周去非《岭外代答》卷十记载："邕州溪峒，以瓢盛山姜汁或盐水，施小管插鼻，导水升脑，循脑而下入喉。既饮毕噫气，以为凉脑快膈。"

6. 角吸疗法

壮医角吸疗法是采取黄牛角、山羊角、麂子角、黄麖角作工具，按各种病证选定体表不同部位，即向角筒投火或闪火，迅速拔吸，以达到防治疾病目的的外治疗法。此法最早见于晋代《肘后备急方》卷五。作者葛洪为实验炼丹术而求容州勾漏令，他曾涉足壮族地区，亲见当地民间角吸疗法，并记录在案。自此之后，唐代角吸疗法开始普及全国，但因使用工具不同已变化名称，唯独壮医迄今仍在使用并称角吸疗法。

7. 刮法

刮法分为骨弓刮法和药刮法。壮医对四时外感、内科杂症，多采用骨弓刮治，多采用马、鹿、麂、麋等野兽肋骨做为骨弓刮治的工具，根据不同疾病，选在患者背部、肩胛、肘弯、腘窝等部位进行刮治。该疗法很可能起源于狩猎的原始时代用兽骨制器用于治病的习惯。壮医不仅用骨弓刮法，对许多急病，还采用药物刮治，如热毒病证，常用芭蕉根蘸石灰水刮治；邪毒深入，则用野芋根刮治；其他病证，亦采用各种适应药物根茎刮治。

8. 夹捏法

在壮族民间，百姓于劳作间感觉身累乏力，起病急来不及用药或使用其他疗法，则可直接用夹捏法施治。即在田边地头，路边桥头，随处即用术者食指、中指屈曲后形成钳夹状，对患者的头、额、颈项、胸背、肘弯、膝弯等部位进行夹捏，施术方便，见效亦速。因此，壮族民间的一些常见病也常用夹捏法进行治疗。

9. 壮医灸法

壮医灸法种类丰富，疗效确切，广泛用于临床各科。壮医灸法主要包括药线点灸疗法、灯花灸疗法、麻黄花穗灸疗法、药棉烧灼灸疗法、水火吹灸疗法、竹筒灸疗法、火功疗法、艾绒硫黄灸疗法、灼法、鲜花叶透穴疗法等十多种。

10. 壮医针法

壮医针法历史久远，是壮族民间常用的一种治疗方法，是壮医外治法的一个重要组成部分。由考古资料、出土文物与史书记载等已经多方面证明了壮医针法的使用由来已久，在壮族民间长期使用并不断发展，其内容丰富多彩且疗效显著。常用的针法有针挑疗法、挑痔疗法、挑痧疗法、挑疳疗法、陶针疗法、麝香针疗法、皮肤针疗法、刺血疗法、旋乾转坤针法等十几种之多，广泛用于壮医临床各科。

第四节　新中国成立后新发展时期

新中国成立后，党和国家对民族医药工作重视力度不断加大。在党和政府的关怀、重视和支持下，特别是近30多年来，我国的壮医药事业取得了较大的发展。经过大规模、有组织、有计划地发掘整理和研究提高，壮医药已基本形成了独特的理论体系和临床体系，建立了医、教、研机构，在国家医疗卫生领域中的地位和作用不断上升。人民群众对壮医药的需求也与日俱增，壮医药迎来了千载难逢的良好发展机遇。

随着壮医药领域挖掘整理工作的不断深入，越来越多的壮医临床诊疗技法得以系统梳理。其中发现壮医外治法的内容非常丰富，在整个壮医学体系中占有重要地位。现阶段本着传承与发展壮医外治法的目的，从医疗、教学、科研等各个领域，进行文献整理，或针对某种疾病制定研究方法做临床观察，或在临床验证的基础上再运用现代科学实验手段对其治疗机理进行研究探讨等工作开展，各项研究成果也逐渐显现并通过权威机构验证与鉴定，取得了许多科研成果，从而有力促进了壮医外治法发展。

1986 年下半年，根据国家民族事务委员会关于整理少数民族古籍的指示精神，在覃应机、甘苦、张声震、覃波、余达佳、王鉴钧、班秀文等老一辈壮族领导干部和医学专家的倡议下，当时广西壮族自治区卫生厅成立了少数民族医药古籍普查整理领导小组，由厅长蓝芳馨同志兼任组长，下设办公室，挂靠在广西民族医药研究所。各有关地市县卫生局也成立了相应的领导小组和办公室。从 1986 年底开始，全区共抽调 200 多人的专业调查队伍，分 3 批，历时 6 年，对全区少数民族人口在 1 万人以上的 70 多个县市，进行民族医药的普查工作。这是广西解放后组织的一次规模最大、组织比较严密的民族医药调查活动。其目的在于摸清包括壮医药在内的广西民族医药的历史和现状、特色和优势，民族医、民族药资源的分布情况等，为全区民族医药事业的进一步发展打下基础。

经过艰苦细致的文献搜集和广泛深入的实地调查考察，科研人员终于从数百种地方志和其他有关汉文资料中，汇集了大量记载壮医药的文字资料；收集壮医药验方秘方上万条；发掘整理了多种壮医行之有效的独特诊疗方法；获得了一批壮医药文物和手抄本；收集到《痧症针方图解》《童人仔灸疗图》等壮医外治法专著；造册登记了 3000 多名较有专长的壮医名医。在此基础上，发表了"靖西县壮族民间医药情况考察报告""壮族先民使用微针考"等论文，出版了一系列壮医药专著。广西中医学院（现广西中医药大学）和广西民族医药研究所的科研人员，运用传统和现代的手段方法，对壮医药线点灸疗法、壮医针挑疗法、壮医药罐疗法、壮医经筋疗法及壮医刺血疗法等进行了深入发掘、整理研究，取得了丰硕的成果，并逐步在临床上推广应用。《壮医药线点灸疗法》《壮医针挑疗法》《民族民间医疗技法》《壮医药线点灸疗法技术操作规范与应用研究》《壮医竹筒拔罐疗法技术操作规范与应用研究》《壮医针挑疗法技术操作规范与应用研究》《中国壮医针刺学》及《壮医经筋学》等一批壮医外治法著作也陆续出版。以上专著的出版为壮医外治法的传承和发展奠定了重要的基础。

在壮医药飞速发展的今天，壮医外治法已通过文字、专题讲习、召开学术会议的形式在国内外广泛传播，尤其是壮医药线点灸疗法、壮医经筋疗法已经蜚声海内外。另外，广西中医药大学已在 2002 年起正式招收中医学专业（壮医方向）本科生，系统培养壮医药专业人才。2011 年，中医学专业（壮医方向）已经被国家教育部正式批准为壮医学专业，为壮医学教育、学术研究、临床应用与传播继承开创了崭新的局面。

壮医外治法是一门古老而又新颖的分支学科，今后随着日新月异的科学发展，将会得到不断的充实与提高。

中篇 壮医外治法种类

第三章 壮医针法

壮医针法是在壮医理论指导下，通过针具刺激人体体表的特定穴位、病灶或反应点，调整脏腑、骨肉、气血（嘘勒）的功能，畅通三道两路，促使机体动态平衡及天、地、人三气同步，从而达到人体康复的一类外治疗法。壮医针法是壮族民间治病常用的一类治疗方法，是壮医外治法的重要组成部分之一。

第一节 毫针疗法

一、概念

毫针疗法，是以毫针为针刺工具，通过在人体体表的一定部位、穴位、反应点上施行一定的操作方法，以通调气血、畅通道路、调节脏腑功能而治疗相关疾病的一种方法。毫针疗法，是我国传统针灸中最主要、最常用的一种疗法，是针刺疗法的主体，也是壮医针法中最常用的一种。

二、治疗机理

壮医毫针疗法的治疗机理，是通过针刺作用于体表的穴位或特定部位，通过三道两路的传导，以激活身体的自然自愈力，使天、地、人三气归于同步。针刺通过对穴位或特定部位的刺激，调动人体功能，这种调动是针对疾病的状态而有目的地协助机体激活自愈力，使机体的内在自愈潜能充分地发挥作用，促使疾病的转归痊愈。

三、主要功效

壮医针刺的主要功效有解毒解热、通道养路、活血养血、调整气血均衡、减压安神、解郁止痛、散结消肿、扶正补虚、激发并增强人体自愈力九大功效。

1. 解毒解热

壮医针刺有较好的解毒解热作用，对各种湿毒、热毒、痧毒、头晕、目赤、口舌生疮、牙龈肿痛、咽喉肿痛、大便秘结及各种原因引起的发热等，均有良好的临床疗效。

2. 通道养路

壮医针刺学认为，三道两路以通为用，以塞为痛、以阻为病。三道畅通，调节有度，人体之气就能与天地之气保持同步协调平衡；三道阻塞或调节失度，则天、地、人三气不能同步而变生各种病痛；龙路受阻，则无法为脏腑骨肉输送营养；火路阻断，则人体失去对外界信息的反应、适应能力，可以导致各种疾病的发生甚至死亡。"塞"和"阻"来自瘀、滞，或由于虚弱两路机能减退而致功能不协调。壮医针刺通过穴位的刺激，能祛除瘀血、消除瘀滞、疏通三道、通畅两路，或通过濡养补充不足，使两路功能正常协调。

3. 活血养血

壮医针刺可以通过穴位刺激来达到活血、养血的功效。可治疗妇女血虚兼有瘀血的月经不调，如月经超前、经血量多有块、腹痛、痛经，以及不孕症等。

4. 调整气血均衡

壮医针刺通过穴位的刺激，能疏通三道、通畅两路，调理气血归于平衡，帮助机体的内在自愈系统充分地发挥作用，促使疾病向痊愈方向转归，使机体维持健康的状态。

5. 减压安神

随着现代的生活节奏越来越快，来自社会、工作、家庭各方面的压力，有时候会让人喘不过气来。面对这些压力，许多人患了焦虑、失眠等病症。壮医针刺通过针刺人体的体表穴位，产生的刺激能量信息迅速通过火路传导，传至"巧坞"，使"巧坞"之"神"能够做出快速反应并做出相应调整。故临床用于治疗一些心神不宁疾病，如失眠、忧郁、焦虑、神经官能症、更年期综合征等疾病，能收到良好的治疗效果。

6. 解郁止痛

壮医针刺对风毒、寒毒、湿毒及毒虚所引起的头痛、痹证、肢体麻木等，均有明显的治疗效果，既可解郁，又能止痛。对于痛证，如头痛、牙痛、胃脘痛、腹痛、腰腿痛、坐骨神经痛、肌肉扭伤疼痛等，均有良好的止痛效果。对类风湿关节炎也有较好的止痛效果。

7. 散结消肿

壮医针刺有散结消肿之功，可以治疗痈、疗、疮、丹毒、瘿、瘤、肠痈，以及跌打损伤等病证。

8. 扶正补虚与激活并加强人体自愈力

壮医认为，疾病的过程就是邪正相争的过程，而能否导致机体产生病变，取决于邪正相争的胜负结果。壮医针刺治疗疾病，就是通过针刺穴位的刺激，扶助正气，激活并增强人体的自愈力，祛除病邪，增加身体的正能量，有利于疾病向痊愈方向转归，这是扶正补虚的一个方面。另一方面，对于各种虚弱患者，选择有强壮作用的穴位定期施予针刺，可以扶正气，增强体质，激活并增强人体的自愈力，从而达到防病保健、强壮身体的作用。

四、适应证与禁忌证

1. 适应证

壮医毫针疗法的适用范围非常广泛，一切针灸疗法所能治疗的病证，均可采用毫针疗法。

2. 禁忌证

壮医认为，凡大饥、大饱、大怒、大惊、大劳、大汗、大渴、大失血，以及房事太过、醉酒或重度虚弱者，禁针。此外，孕妇的腹部环穴、腰骶部的环穴、小儿的囟会也要禁针；重要脏器部位亦不可针；大血管所过之处则应禁刺。这些都是壮医针刺的禁忌证。

五、操作方法

1. 操作前准备

一次性针刺毫针，75% 酒精或 2.5% 碘酊，消毒棉球，镊子等。

（1）毫针的选择　选择针具应根据患者的性别、年龄、胖瘦、体质、病情、病位及所取穴位，选取长短、粗细适宜的针具。《灵枢·官针》指出："九针之宜，各有所为，长短大小，各有所施也。"如男性、体壮、形胖且病位较深者，可选取稍粗、稍长的毫针，如直径 0.3mm 以上，长度为 2~3 寸；女性、体弱、形瘦而病位较浅者，则应选用较短、较细的针具，如直径 0.2~0.25mm，长度为 1~2 寸的针具。临床上选择针具，常以将针刺入穴位应至之深度，而针身还露在皮肤外稍许为宜。

（2）体位的选择　体位的选择宜选取使患者在治疗中有较为舒适而又能耐久的体位，既便于取穴、操作，又能适当留针，因此在针刺时必须选择适宜体位。有条件时应尽量取卧位，以避免发生晕针等意外事故，尤其是精神紧张或年老、体弱、病重的患者。

（3）消毒　包括针具的消毒、穴位部位的消毒和医者手指的消毒。针具可用高压蒸气消毒。同时应注意尽可能做到一穴一针。穴位部位可用 75% 酒精棉球擦拭消毒，或先用 2.5% 碘酒棉球擦拭后再用酒精棉球涂擦消毒。至于医者手指，应先用肥皂水洗净，再用 75% 酒精棉球擦拭即可。

2. 操作步骤

按进针、留针、出针三步进行。

（1）进针　进针时，一般双手配合。右手持针，以拇指、食指两指夹持针柄，中指固定穴位处，拇指、食指用力沿中指快速进针，注意进针时的力量和针刺角度、深度；如果是使用管针，可用左手按压针管部位，右手快速拍入针尖后快速退出针管，左手扶定针体，防止针体弯曲，然后刺入穴位，并可避免疼痛，促使针刺感应的获得。

具体的进针深度除根据穴位部位特点来决定之外，临床上还需灵活掌握。如形体瘦弱者宜浅刺，形体肥胖者宜深刺；年老、体弱、小儿宜浅刺，青壮年、体强壮者宜深刺；阳证、初病宜浅刺，阴证、久病宜深刺；头面、胸背及肌肉薄处宜浅刺，四肢、臀、腹及肌肉丰厚处宜深刺；手指足趾、掌跖部宜浅刺，肘臂、腿膝处宜深刺等。针刺的角度和深度有关，一般来说，深刺多用直刺，浅刺多用斜刺和横刺。对项后正中、大动脉附近、眼区、胸背部的穴位，尤其要掌握斜刺深度、方向和角度，以免损伤。

（2）留针　按处方穴位全部完成针刺后，常将针体留置于穴位一段时间。一般情况，留针时间为 30 分钟，还可以依据病情需要，延长留针 30~50 分钟。

（3）出针　在留针时间达到一定的治疗要求时，将针体退出体外。出针时，先以左手拇、食两指用消毒干棉球按于针孔周围，右手持针做轻微捻转，并慢慢提针至皮下，最后将针完全退出体外。在出针后，应迅速用消毒干棉球揉按针孔，以防出血。出针后要核对针数，以免脱漏。并嘱患者休息片刻，注意保持局部清洁。

六、注意事项

壮医针刺是一种安全、有效的治疗方法，但由于各种原因或个体差异，偶尔也可能会出现一些异常情况，所以在临床使用壮医毫针疗法时，必须注意以下事项：

（1）针刺时医生必须专心致志，审慎从事，随时观察患者表情，询问患者感觉和观察患者反应。

（2）如果患者处于饥饿、疲劳状态或精神过度紧张时，不宜立即进行针刺，应补充能量或稍事休息，缓解情绪后再行针刺；对身体瘦弱、气虚血亏的患者，进行针刺时不宜使用重手法。

（3）针刺时应尽量选用仰卧位，体位舒适，预防晕针发生。

（4）一般针刺 1 小时后方可洗手，3 小时后方可洗澡。

（5）不可喝低于人体温度的水和饮料，不宜当风吹或淋雨；注意保暖。

七、应急处理

毫针疗法中可能会出现晕针、滞针、弯针、断针及创伤性气胸等现象，必须立即进行有效处理。

1. 晕针

（1）症状　轻度晕针，表现为精神疲倦，头晕目眩，恶心欲吐；重度晕针，表现为心慌气短，面色苍白，出冷汗，脉象细弱，甚则神志昏迷，唇甲青紫，血压下降，二便失禁，脉微欲绝。

（2）原因　多见于初次接受针刺治疗的患者，其他可因精神紧张、体质虚弱、劳累过度、饥饿空腹、大汗后、大泻后、大出血后等。也有因患者体位不当，施术者手法过重，以及治疗室内空气闷热或寒冷等。

（3）处理　立即停止针刺，取出所有留置针，扶患者平卧；头部放低，松解衣带，注意保暖。轻者静卧片刻，给饮温茶，即可恢复。如未能缓解者，可针刺口环 12 穴（TKh-12）、手心三环穴（TSXh3）、手背二环 3 穴（TSBh2-3）、足面一环穴 7 穴（DZMh1-7）等；必要时可配用现代急救措施；晕针缓解后，仍需适当休息。

（4）预防　对晕针要重视预防，如初次接受针治者，要做好解释工作，解除恐惧心理。正确选取舒适持久的体位，尽量采用卧位。选穴宜少，手法要轻。对劳累、饥饿、大渴者，应嘱其休息，进食、饮水后，再予针治。针刺过程中，应随时注意观察患者的神态，询问针后情况，一有不适等晕针先兆，需及早采取处理措施。此外，注意室内空气流通，消除过热过冷因素。

2. 滞针

（1）症状　针在穴位内，运针时捻转不动，提插、出针均感困难。若勉强捻转、提插时，则患者感到疼痛。

（2）原因　患者精神紧张，针刺入后局部肌肉强烈挛缩；或因行针时捻转角度过大过快和持续单向捻转等，而致肌纤维缠绕针身所致。

（3）处理　嘱患者消除紧张，使局部肌肉放松；或延长留针时间，用循、摄、按、弹等手法，或在滞针附近加刺一针，以缓解局部肌肉紧张。如因单向捻针而致者，需反向将针捻回。

（4）预防　对精神紧张者，应先作好解释，消除顾虑。并注意行针手法，避免连续单向捻针。

3. 弯针

（1）症状　针柄改变了进针时刺入的方向和角度，使提插、捻转和出针均感困难，患者感到针处疼痛。

（2）原因　术者进针手法不熟练，用力过猛，以致针尖碰到坚硬组织；或因患者在针刺过程中变动了体位，或针柄受到某种外力碰压等。

（3）处理　出现弯针后，就不能再行手法。如针身轻度弯曲，可慢慢将针退出；若弯曲角度过大，应顺着弯曲方向将针退出。因患者体位改变所致者，应嘱患者慢慢恢复原来体位，使局部肌肉放松后，再慢慢退针。遇有弯针现象时，切忌强拔针、猛退针。

（4）预防　医者进针手法要熟练，指力要轻巧。患者的体位要选择恰当，并嘱其不要随意变动。注意针刺部位和针柄不能受外力碰压。

4. 断针

（1）症状　针身折断，残端留于患者体内。

（2）原因　针具质量欠佳，针身或针根有损伤剥蚀。针刺时针身全部刺入穴位内，行针时强力提插、捻转，局部肌肉猛烈挛缩。患者体位改变，或弯针、滞针未及时正确处理等所致。

（3）处理　嘱患者不要紧张、乱动，以防断针陷入深层。如残端显露，可用手指或镊子取出。若断端与皮肤相平，可用手指挤压针孔两旁，使断针暴露体外，用镊子取出。如断针完全没入皮内、肌肉内，应在 X 线下定位，手术取出。

（4）预防　应仔细检查针具质量，不合要求者应剔除不用；进针、行针时，动作宜轻巧，不可强力猛刺；针刺入穴位后，嘱患者不要随意变动体位；针刺时针身不宜全部刺入；遇有滞针、弯针现象时，应及时正确处理。

5. 创伤性气胸

（1）症状　患者突感胸闷、胸痛、气短、心悸，严重者呼吸困难、紫绀、冷汗、烦躁、恐惧，甚则血压下降，出现休克等危急现象。检查时，肋间隙变宽、外胀，叩诊呈鼓音，听诊肺呼吸音减弱或消失。X 线胸透可见肺组织被压缩现象，气管可向健侧移位。有的针刺创伤性轻度气胸者，起针后并不出现症状，而是过了一定时间才慢慢感到胸闷、胸痛、呼吸困难等症状。

（2）原因　针刺胸部、背部和锁骨附近的穴位过深，刺穿了胸腔和肺组织，气体积聚于胸腔而导致气胸。

（3）处理　一旦发生气胸，应立即起针，并让患者采取半卧位休息，要求患者心情平静，切勿恐惧而反转体位。一般漏气量少者，可自然吸收。医者要密切观察，随时对症处理，如给予镇咳、消炎类药物，以防止肺组织因咳嗽扩大创口，加重漏气和感染。对严重患者须及时组织抢救，如胸腔排气、少量慢速输氧等。

（4）预防　医者针刺时要注意力集中，选好适当体位，根据患者体形胖瘦，掌握进针深度，施行提插手法的幅度不宜过大。胸背部穴位应斜刺、横刺，不宜长时间留针。

第二节 火针疗法

一、概念

火针古称"焠刺""烧针"。壮医火针疗法，是指在壮医理论指导下，将针尖烧红后迅速刺入人体一定穴位或特定的部位以治疗疾病的一种方法。

二、治疗机理

壮医火针疗法通过烧红的针具，在人体龙路、火路的某些体表气聚部位（即穴位）或特定部位施以针刺治疗，通过温热及疼痛的刺激及经络的传导，温壮脏腑阳气，调节和畅通人体气血，增强人体抗病能力，加速邪毒化解或排出体外，使天、地、人三气复归同步。

三、主要功效

壮医火针疗法具有祛瘀、温阳散寒、除湿止痛、泻火解毒、散结消肿、通调三道两路的作用。

四、适应证与禁忌证

1. 适应证

药物火针常用于治疗老鼠疮（淋巴结结核）、咪胴（胃）痛、腰腿痛等疾病；非药物火针多用于治疗老鼠疮（淋巴结结核）、某些癥积（子宫癌、鼻咽癌、脑血管瘤、骨髓瘤）、甲状腺功能亢进等病。

2. 禁忌证

火针疗法刺激强烈，老弱者及孕妇忌用，对有出血倾向者及心脏（咪心头）病、风毒上亢（高血压）、火毒热病及局部红肿者慎用或不用，面部应用火针要慎重，对于有主要血管和神经分布部位不宜施用火针，发热的病证不宜施用火针。

五、操作方法

1. 药物火针

（1）准备工作 火针（取长约 10~15cm 钢线，一端磨针，另一端安装木柄，即成火针）、打火机、酒精、碘酒、棉签、棉花、硫黄粉、茶油或花生油。

（2）操作步骤 选定治疗部位常规消毒，以棉花加少许硫黄粉卷于针尖之上，蘸上茶油或花生油，点燃烧红，待火熄灭后，迅速点在选定的治疗部位上，然后立即拔出，针刺的深度根据患者的病情、体质、部位而定。针后消毒。针刺间隔的时间视具体的病情而定。

2. 非药物火针

（1）准备工作 取 10 号或 12 号注射针头装上木柄，制成火针，酒精灯、酒精、碘酒、棉签。

（2）操作步骤　先用钢笔在结核部位标记出结核大小，然后常规消毒，用1%普鲁卡因局部麻醉，经过3分钟麻醉后，将火针置于酒精灯上烧红，趁热迅速刺入结核部位。先刺周围一圈，再在中间刺若干针，每次可连刺20~25针，针后涂上消火膏。针刺间隔的时间视具体的病情而定。

六、注意事项

1. 施术前应向患者解释清楚，减轻恐惧心理，以争取患者合作。
2. 操作过程中应小心、谨慎、迅速，刺入深浅适度，避免损伤龙路、火路及内脏。
3. 针后要严格消毒针孔，防止感染（壮医称染毒）。
4. 针刺后，局部呈现红晕或红肿未能完全消失时，应避免洗浴，以防感染。
5. 针后局部发痒，不能用手搔抓，以防感染。

第三节　针挑疗法

一、概念

壮医针挑疗法是指在壮医理论指导下，运用大号缝衣针、三棱针（古时用硬植物刺、青铜针、银针）等作为针具，在体表一定部位上挑刺，使皮肤微微出血，流出组织液，或挑出一些纤维样物，从而达到治疗目的的一种方法。壮医针挑疗法是壮族民间常用的医疗技法之一，具有简、便、廉、验、效的特点，易于推广使用。

壮医针挑疗法在壮族地区流传很广，历史悠久，有很多不同的流派，在不同的地区操作手法和所选的挑点不尽相同，积累了丰富的治疗经验。最早论述壮医针挑疗法的专著是黄贤忠整理出版的《壮医针挑疗法》一书。壮医针挑疗法的著名传人是广西德保县已故著名老壮医罗家安及其大徒弟农大丰，著有《痧症针方图解》一书，书中记载了他近50年用针挑疗法治疗近100种疾病的丰富经验，每种疾病均配有用穴图解（民间称针方），有一定的学术价值。

二、治疗机理

壮医针挑疗法通过针挑龙路、火路的体表网结（穴位），疏通经隧瘀滞，疏调气机，调和阴阳，鼓舞正气，逐毒外出。

三、主要功效

壮医针挑疗法具有活血止痛、除痧、通痹、祛湿毒、通三道两路等作用。

四、适应证与禁忌证

1. 适应证

壮医针挑疗法的适用范围较广，可以治疗内、外、妇、儿和五官科的多种病证，特别是对痛证、痧证（羊毛痧、七星痧、五梅痧等）、痹病（风湿性关节炎）、四肢关节疼痛或僵直、腰痛、跌打损伤、肌肤麻木不仁等，疗效较为显著，对某些细菌性炎症和实质性肿物也有一定的消炎散结作用。

2. 禁忌证

出血性疾病或有出血倾向者慎用，极度虚弱者慎用，不愿接受针挑治疗者慎用或不用。

五、操作方法

1. 工具

针具、酒精、碘酒、棉签。

2. 方法

（1）挑点选择　壮医针挑疗法常用的挑点绝大部分为龙路、火路网络在体表的反应穴（网结，又称压痛点或敏感点），或龙路、火路的皮下反应点。挑点又可分为固定针挑点和非固定针挑点两大类。固定挑点有经穴挑点、分区折算挑点、神经挑点、头皮挑点，非固定挑点有皮肤异点、异感点、结节点、颗粒点、脉络点。

（2）操作步骤　选好挑点，常规消毒挑点及针具，左手拇指和食指绷紧挑点皮肤，右手拇、食、中三指合拢握紧针具，对准挑点迅速入针并挑起，然后在挑点挤出少许血液，再涂以少许生姜汁或其他消毒液即可。

（3）基本手法　有浅挑、深挑、疾挑、慢挑、轻挑、重挑、跃挑、摇挑等。就针挑方式而言，有点挑、行挑、丛挑、环挑、散挑、排挑等。不管采用何种挑法，均以疾进疾出（慢挑除外）、挑断表皮或皮下部分组织、针孔能挤出少许血液为要。

（4）挑点治病的一般规律　天部（上部）挑点常用于治疗天部疾病、发热性疾病等；背部挑点常用于治疗腰背痛、背痛、风湿痛及其他疾病引起的背部疼痛；胸部挑点用于胸痛、感冒及一切热性疾病；腹部挑点主要用于腹部疾病、痛经等；上、下肢挑点主要用于神经痛、风湿痛等。

六、注意事项

（1）术前应做好解释工作，争取患者配合。

（2）患者最好取卧位，以防晕针。

（3）消毒必须严格，挑治后 3~5 天内局部不用水洗，以防伤口感染。

（4）施术宜轻、巧、准、疾（迅速）。

（5）挑治后有热痛感，当天不宜做重活，注意休息。

（6）不食辛、辣等刺激性食物。

第四节　梅花针疗法

一、概念

壮医梅花针又称皮肤针、七星针，是指在壮医理论指导下，用针在浅表皮肤叩刺龙路、火路表浅网络以治疗疾病的一种简便疗法。梅花针可购买，亦可自制。自制者用 6~8 枚不锈钢针集成一束，固定于针柄一端，针柄可用竹棒或木棒制成，露出针尖。梅花针式样有好几种，由于针数多少的不同，名称也各异。古人把 5 根针捆成一束，其针排列成圆形，很象梅花的样子，故称梅花针；将 7 根针捆成一束的叫七星针。此外，由于刺得浅，所谓"刺皮不伤肉"，又称皮肤针。此疗法具有操作简单、安全有效、适应范围广等优点，受到广大患者的欢迎。

二、治疗机理

壮医梅花针疗法通过针具叩刺人体体表的网结（穴位），排出局部瘀血，以疏通三道两路，调整气血平衡，使天、地、人三气复归同步而达到治疗目的。

三、主要功效

壮医梅花针疗法具有止痛、活血逐瘀、排毒、泄热、疏通三道两路等的作用。

四、适应证与禁忌证

1. 适应证

壮医梅花针疗法临床应用很广，多用于治疗头痛、胁痛、脊背痛、腰痛、皮肤麻木、神经性皮炎、高血压、失眠、谷道疾病、消化不良、顽癣、斑秃、近视眼、产妇无乳等。

2. 禁忌证

局部皮肤有创伤、瘢痕、溃烂者不宜叩刺，孕妇慎用，有出血性疾病或有出血倾向者不宜叩刺。

五、操作方法

1. 操作工具

梅花针、酒精、碘酒、棉签、镊子。

2. 刺激部位

（1）循路叩刺　即依龙路、火路循行路线叩打，如项背腰骶部的循路叩刺。

（2）循点叩刺　即根据龙路、火路网结（穴位）的主治症进行叩刺，常用各种特定穴，如华佗夹脊穴、反应点等。

（3）局部叩刺　取局部病变部位进行散刺、围刺，用于跌打损伤的局部瘀肿疼痛、顽癣等。

3. 操作步骤

将针具及叩刺部位皮肤消毒后，右手握针柄后部，食指压在针柄上，针尖对准叩刺部位，用腕力将针尖垂直叩打在皮肤上，并立即提起，反复进行。刺激强度分轻、中、重三种。

（1）轻刺激　用较轻腕力进行叩打，以局部皮肤潮红、患者无疼痛为度。适用于老弱者、妇幼及头面等肌肉浅薄处。

（2）重刺激　用较重腕力叩打，至局部皮肤隐隐出血，略感疼痛为度，适用于壮者、实证及肌肉丰厚处。

（3）中刺激　介于轻、重刺激之间，以局部皮肤潮红、患者稍觉疼痛，但局部无渗血为度，适用于一般疾病及多数患者。

六、注意事项

（1）梅花针针尖应平齐、无钩、无锈蚀和缺损。

（2）叩打时针尖应垂直而下，避免勾挑。

（3）循路叩打者，每隔 1cm 叩刺一下，一般可循路叩打 10~15 次。

（4）若叩打出血，应注意清洁消毒，防止感染。

（5）预防晕针。晕针的原因，多是初诊、害怕扎针、精神紧张，或治疗部位较广、刺激强度过大，或由于患者过度疲劳，或是饥饿所引起。晕针发生时，患者感到头晕、眼花、恶心，严重时脸色苍白，脉搏细微，手脚发凉，血压下降，甚至失去知觉。若出现晕针，应立即停止针刺，轻的卧床休息片刻，喝些温开水或糖水，就能恢复；严重的可用梅花针重刺骶部或后颈部，或叩打人中、合谷、足三里、涌泉等穴位，可促其苏醒；若仍昏迷不醒，宜行西医急救处理。

第五节　放血疗法

一、概念

壮医放血疗法是指在壮医理论指导下，用刺血的针具刺入人体的一定穴位、病灶处、病理反应点或浅表血络，运用挤压或拔罐等方法放出适量血液，从而达到治病目的的一种外治法。

二、治疗机理

壮医认为，人体内有两条通路，即龙路和火路。龙路在人体内即是血液的通道（故又称为血脉，龙脉），龙脉有主干，有网络，纵横交错，遍布全身。而火路在人体内为传感之道，相当于现代医学的"神经通路"。火路同龙路一样，也有干线及网络，分布全身。因此，壮医放血疗法的退热作用主要是选取龙路上的相应穴位，使血中的邪热外泄，体温降至正常。而壮医放血疗法的止痛作用，则是在龙路和火路上分别选取穴位刺络放血，以疏通经络中壅滞的气血，调整功能状态即"通则不痛"。

壮医放血疗法具有调整阴阳、调理气血、通调三道两路、解毒急救的作用，临床用于退热、抗炎、镇静、止痛、消肿、降压、止眩、明目、清脑、抗风湿、抗过敏等。放血疗法能明显改善局部或全身的微循环，改善组织供血供氧，一方面放出瘀血，微血管的自律性加强，双向交流增加，有利于机体的物质及时补充到血液循环中去；另一方面刺激了微血管管壁的神经，加强了微血管的神经调节作用而间接地改善了微循环功能，继而改善了机体脏腑组织器官的功能。

三、主要功效

1. 退热作用

对外感发热、阳盛发热疗效较好，放血后能促使邪热外泄，减少血中邪热。

2. 止痛作用

特别对神经性头痛、关节痛、痛经、胃痛、肋间神经痛，放血后疼痛明显减轻或消失。

3. 用于急救

放血疗法是壮医普遍采用的急救方法之一。急惊风、慢惊风、中暑、重症痧病、昏迷、不省人事，均可在十宣和相关的穴位放血，病情很快有所改变。

4. 消炎作用

对扁桃腺炎、咽喉炎、麦粒肿、红眼病，有较好消炎作用。

四、适应证与禁忌证

1. 适应证

壮医放血疗法适用于热毒病证、瘀血和经络瘀滞、疼痛等各种疾病。

2. 禁忌证

凝血机制障碍、有自发出血倾向者，体质虚弱、贫血及低血压者，妇女怀孕、产后及习惯性流产者，外伤大出血、血管瘤及严重心、肝、肾功能损害者禁用。

五、操作方法

1. 点刺法

针刺前，在预定针刺部位上下用左手拇指、食指向针刺处挤按，使血液积聚于针刺部位，继之用含 2% 碘酒棉球消毒，再用 75% 酒精棉球脱碘。针刺时左手拇、食、中三指夹紧被刺部位或穴位，右手持针，用拇、食两指捏住针柄，中指指腹紧靠针身下端，针尖露出 1~2 分，对准已消毒部位或穴位刺入 1~2 分深，随即将针迅速退出，轻轻挤压针孔周围，使出血少许。然后用消毒棉球按压针孔。

2. 散刺法

散刺法是对病变局部周围进行点刺的一种方法，根据病变部位大小不同，可用三棱针刺 10 针左右，由病变外缘环形向中心点刺，或用皮肤针重重叩打，促使瘀滞的瘀血或水肿得以排除，达到"宛陈则除之"、去瘀生新、通经活络的目的。此法多用于局部瘀血、血肿或水肿、顽癣等。针刺深浅根据局部肌肉厚薄、血管深浅而定。

3. 泻血法

先用带子或橡皮管，结扎在针刺部位上端（近心端），然后迅速消毒。针刺时左手拇指压在针刺部位下端。右手持三棱针对准针刺部位的静脉，刺入脉中（0.5~1 分深左右）即将针迅速退出，使其流出少量血液，出血停止后，再用消毒棉球按压针孔。当出血时，也可轻轻按静脉上端以助瘀血外出，毒邪得泻。

4. 挑刺法

应先寻找与疾病有关的反应点或出血点，然后用左手按压施术部位的两侧，使其皮肤固定，右手持针，刺入局部，然后将针身倾斜并轻轻提高挑破皮下微小血络或部分纤维样物，流出或挤出少量血液。此法多用于治疗麦粒肿、痔疮。

5. 放血拔罐法

在躯干及四肢近端部位刺血，往往配合拔罐法，以使血充分流出。操作时，先以三棱针或皮肤针等刺局部见血（或不见血）然后再拔火罐，一般留罐 5~10 分钟，待罐内吸出一定量的血液后起之。用于治疗病灶范围较大的丹毒，神经性皮炎，扭挫伤，一般痛证，软组织损伤，以及部分皮肤病。

六、术后处理

1. 止血

放血治疗完毕，如针孔继续出血，则应做止血处理。一般出血，用消毒干棉球压迫片刻便可止住；如出血仍然不止，则应用消毒纱布块加压止血。待出血完全停止，再将棉球或纱块取下。

2. 局部处理

施术后在局部往往遗留一些污血，术者应用干棉球把污血拭净，如血迹已干，则可用生理盐水棉球润湿后拭净，尽量避免血液沾污患者衣物，血迹拭净以后，必要时局部最好盖以消毒敷料，并嘱患者在短期内放血局部不可接触生水及污秽物品，以防感染。

七、注意事项

禁忌证均不宜使用放血疗法。特别要注意无菌操作，以防感染，注意切勿刺伤深部大动脉，一定要掌握正确的操作方法，辨清病情的虚实，以免发生意外。点刺、散刺时，手法宜轻、宜浅、宜快，泻血法一般出血不宜过多，注意切勿刺伤深部大动脉。治疗时注意患者的体位舒适，谨防晕针。禁针穴不能放血。静脉放血只能 1~2 处，血量一般不应超过 10mL。若出血量过多时，可用棉球压迫针刺处。

第四章 壮医灸法

壮医灸法是指在壮医理论指导下，通过点燃一定的媒介工具，如桑枝、灯心草、艾绒、麻黄花穗、棉纱或药线等，直接或间接灸灼或熏烤体表一定穴位或患处，使局部产生温热、药效或轻度灼痛的刺激，以调节人体气血平衡，促使人体天、人、地三气同步运行，从而达到防治疾病目的的一类外治方法。

第一节 药线点灸疗法

一、概念

壮医药线点灸疗法，是以壮医理论为指导，采用经过多种药物制备液浸泡过直径一般在0.25~1mm的苎麻线，取出后将一端在灯火上点燃，使之形成圆珠状炭火，然后将此炭火迅速而敏捷地直接灸灼在人体体表一定穴体或部位，用以预防和治疗疾病的一种独特医疗保健方法。

二、治疗机理

壮医认为，疾病产生的原因是由于痧、瘴、蛊、毒、风、湿等邪毒通过龙路、火路在人体体表形成的网结侵犯人体，导致三道两路受阻，气血运行不畅，天、地、人三气不能同步所致，或由于人体正虚，脏腑、气血、骨肉、三道两路功能减退，产生水毒、痰毒、食毒及瘀毒等滞留体内，导致三道两路受阻，气血运行不畅，天、地、人三气不能同步所致。龙路、火路内属脏腑，外络支节，贯通上下左右，将内部的脏腑同外部的各种组织及器官联结成一个有机的整体。龙路、火路在人体体表形成的网结是人体三道两路运行气血的出入之处，是脏腑气血骨肉之外延，在体表肌肤可表现有压痛、胀、麻等反应，是药线点灸施灸的主要部位。壮医药线点灸之所以能够治病，是以其温热、药效及轻微疼痛对人体网结的刺激，通过龙路、火路传导，鼓舞人体正气，调整脏腑、骨肉、气血的功能，驱毒外出，畅通三道两路，恢复气血平衡，使人体各部功能恢复正常，天、地、人三气复归同步，疾病好转或痊愈。

三、主要功效

根据临床实践总结和实验研究结果，壮医药线点灸具有以下主要功效。

1. 祛风、湿、寒毒

风毒、湿毒、寒毒通过龙路、火路在人体体表形成的网结，入侵人体而导致三道两路阻滞不通而发病，或由于机体脏腑、气血、骨肉、三道两路功能减退，导致风毒、湿毒、寒毒内生而致病。壮医药线点灸具有较好祛风、湿、寒毒的作用，在临床上可用于治疗皮肤瘙痒、荨麻疹、稻田皮炎、湿疹、脚气病、腰腿疼痛、感冒、头痛、胃脘痛、腹痛等由风毒、湿毒、寒毒引起的疾病，均可取得显著的疗效。

2. 祛痧、瘴、热毒

痧毒、瘴毒、热毒是导致机体发病的常见致病因素。痧毒、瘴毒、热毒滞留人体后可引发多种病变，如恶寒发热、头晕胀痛、恶心呕吐、腹痛腹泻、全身肌肉酸痛、口腔溃疡、咽喉炎肿痛、扁桃腺肿痛、痔疮发炎肿痛、疮疖红肿疼痛等。壮医药线点灸具有较好祛痧毒、瘴毒、热毒的作用，可用于治疗痧毒、瘴毒及热毒等所引起的疾病。

3. 祛水、痰、食毒

水毒、痰毒、食毒是常见的内生邪毒。当机体脏腑、气血、骨肉、三道两路功能减退，可产生水毒、痰毒、食毒滞留体内而致病。壮医药线点灸具有较好通调水道、气道、谷道等的作用，在临床上可用于治疗水毒引起胸胁积水、下肢水肿、腹水、小便不利等；痰毒引起的痰多、咳嗽、咳喘或痰毒闭阻火路引起的肌肤麻木不仁、麻痹、偏瘫、视物不清等；食毒等引起的消化不良或恶心、呕吐、胃胀痛、腹胀痛、腹泻、便秘等。

4. 止血活血祛瘀毒

壮医药线点灸用于各种血证，既有止血作用，又有活血祛瘀的效果。一般来说，点灸具有活血作用的穴位可以祛除瘀血，点灸具有止血作用的穴位能够控制出血。然而祛瘀和止血两者是互相关联的，若因为瘀血存在而导致的出血证，只有先祛瘀而后才能止血，一些活血和止血穴位在某种情况下具有双向调节作用，关键在于认真辨清病因病性，精心选好穴位。

5. 调气安神

运用壮医药线点灸治疗可促使机体气顺血行、脏腑安和，调节人体阴阳的偏盛偏衰，使机体恢复阴阳平衡、精神安宁的状态。壮医药线点灸用于治疗一些情绪不宁的疾病，如失眠、紧张、焦虑、神经官能症、更年期综合征等均有一定效果。

6. 补虚强体

壮医"毒虚致病"理论认为，邪毒、毒物进入人体后是否发病，取决于人体对毒的抵抗能力和自身解毒功能的强弱，即取决于人体内正气的强弱。当人体对毒的抵抗力下降，自身解毒能力减弱时，"毒"则侵入人体，使三道阻滞、两路不通，影响脏腑骨肉功能正常发挥及气血正常运行，导致天、地、人三气不能同步，而致病甚则死亡。虚也是人体致病的主要因素之一。选择有强壮补益作用的穴位定期进行壮医药线点灸治疗，可以起到鼓舞人体正气、增强体质、防病保健的作用。

四、适用证与禁忌证

1. 适用证

内科、外科、皮肤科、妇产科、小儿科、眼科、口腔科、耳鼻咽喉科等常见病、多发病，均可使用本疗法治疗。

2. 禁忌证

壮医药线点灸的局部刺激量虽然很小，但有些穴位反应相当强烈，为了避免产生不良后果，必须执行以下禁忌：

（1）孕妇禁灸，特别是不能点灸下半身穴位。

（2）眼球禁灸。

（3）男性外生殖器龟头部和女性小阴唇部禁灸。

（4）点灸眼区及面部靠近眼睛的穴位时，嘱患者闭目，以免不慎火花飘入眼内引起烧伤。

（5）患者情绪紧张或过度饥饿时慎用。

（6）各种皮肤病，如湿疹、荨麻疹、带状疱疹、白癜风等患者，在点灸治疗期间忌食生葱、牛肉、马肉、母猪肉、海鲜、竹笋、韭菜、南瓜苗、公鸡、鲤鱼等发物。

（7）点灸面部穴位时一律用轻手法。

（8）黑痣不点灸，建议用药物或激光等做一次性彻底治疗。

五、操作方法

1. 点灸前的准备

进行药线点灸前，首先要做好以下五个方面的准备工作。

（1）备好火源 使用煤油灯、蜡烛、酒精灯等均可，但不宜使用含有有毒物质的火源，如蚊香火等不能使用。

（2）备好药线 药线可以用深色的瓶子存放或深色的塑料袋包装。成批购回药线宜放在阴暗干燥处，不能放在高温或靠近火炉的地方，也不宜让阳光照射，不宜频繁打开瓶盖，以免药效散失。药线准备原则是用多少准备多少。

（3）选好体位 一般宜选用坐位或卧位，使穴位充分显露，力求舒适，避免用强迫体位。

（4）耐心解释，消除顾虑 对首次接受治疗的患者，要耐心解释药线点灸注意事项。壮医药线点灸是一种既古老又新鲜的医疗方法，多数人不了解，必须耐心对待患者，把注意事项全面详细给患者说明，以消除患者的顾虑，使患者能更好地配合治疗。

（5）严肃认真，合理处方 抱着对患者高度负责的严肃态度，认真询问病史和自觉症状，一丝不苟地进行体格检查以及有关的现代科学仪器检查，务必明确诊断，然后周密思考、合理处方、细心点灸，令患者倍感亲切，信赖医生治疗。

2. 操作步骤

药线点灸操作主要分整线、持线、点火、收线、施灸五步进行。

第一步是整线，整线是把经药液浸泡后已松散的药线搓紧、拉直，搓紧药线不仅可使火力集中，也可减轻患者灸治时的疼痛。

第二步是持线，持线是用持线手食指和拇指指尖相对，持药线的一端，露出线头 1~2cm。露出的线头不能太短和太长，太短容易烧着术者的手指，太长不方便进行施灸操作。

第三步是点火，点火是将露出的线端在灯火上点燃，如有火苗必须抖灭，只需线头有圆珠状炭火星即可。注意药线的火苗必须轻柔抖灭，不能用嘴巴吹灭。

第四步是收线，持线手小指先固定药线，中指和无名指再扣压药线，药线往回收的同时拇指适当往前伸，食指指尖与拇指指腹相对，露出线端 0.5cm 即可，注意线头不能超出拇指的指尖。

第五步是施灸，将持线手的适宜部位固定在施灸的穴位附近，将药线的炭火星线端对准穴位，顺应手腕和拇指的屈曲动作，拇指指腹稳重而敏捷地将有圆珠状炭火星的线头直接点按于穴位上，一按火灭即起为 1 壮，一般每穴点灸 1~3 壮。

3. 关键技术

药线点灸操作的关键技术是顺应手腕和拇指的屈曲动作，拇指指腹稳重而又迅速敏捷地将火星线头扣压向下碰到穴位表面即行熄灭。

点灸体穴时，不能像扎针一样拿着药线将线端炭火星刺向穴位，也不能将药线炭火端平压于穴位上。前者不但容易烧伤皮肤，而且特别疼痛；后者不能令珠火集中刺激穴位，无法达到预期效果。点灸耳穴时，可采用非常规手法，将药线拉直，像扎针一样拿着药线将线端炭火星直接点灸在穴位上；而点灸痔疮、疱疹或其他有传染性疾病时，可采用这种非常规手法。

六、注意事项

1. 必须严格掌握火候，切忌烧伤皮肤

药线点燃后，一般会出现四种火候：一是明火，即有火焰；二是条火，即火焰熄灭后留下一条较长的药线炭火；三是珠火，即药线一端有一颗炭火，呈圆珠状，不带火焰；四是径火，即珠火停留过久，逐渐变小，只有半边炭火星。在以上四种火候中，只有珠火能够使用，其他三种火候不宜使用。若使用明火点灸，极易烧伤皮肤，出现水泡；使用条火施灸，很难对准穴位；使用径火施灸，药效及热量均不足，效果欠佳。因此必须使用珠火点灸，以线端火星最旺时为点灸良机，以留在穴位上的药线炭灰呈白色为效果最好。

2. 必须严格掌握手法，切实做到"以轻应轻，以重对重"

点灸手法是决定疗效的重要因素。壮医药线点灸疗法的施灸手法分为两种，即轻手法和重手法。临床应用原则是"以轻应轻，以重对重"，即轻病用轻手法，重病用重手法。如何区别轻手法和重手法呢？施灸时，火星接触穴位时间短，刺激量小者为轻手法；火星接触穴位时间较长，刺激量较大者为重手法。因此，快速扣压，令珠火接触穴位即灭便为轻手法；缓慢扣压，令珠火较长时间接触穴位即为重手法。简而言之，就是以快应轻，以慢应重。另外，在使用前将药线搓得更紧，令其缩小，然后进行点灸，就会得到轻手法的效果；反之把两条药线搓在一起，使之变粗，然后用其进行点灸，自然就会得到重手法的效果。

3. 注意告诉患者不要用手抓破所灸穴位，以免引起感染

穴位经点灸后，一般都有痒感，特别是同一穴位经连续数天点灸之后，局部会出现一个非常浅表的灼伤痕迹，停止点灸 1 周左右即可自行消失。上述情况必须事先告诉患者，千万不要因为瘙痒或有灼伤而用手抓破，以免引起感染。万一不小心抓破也不要紧，注意保持清洁，或用 75% 酒精消毒一下即可，完全不必惊慌。

4. 注意嘱咐患者自觉配合治疗

治病是医生的责任，但也需患者的密切配合，才能取得预期效果。如胃肠病患者在治疗期间要注意饮食，皮肤病患者必须忌口，感冒必须连续点灸 3 天以上等，这就要求医生不仅懂得治病，还要认真做好咨询工作，有针对性地把一些疾病的基本常识告诉患者，调动患者的积极性，使之树立信心，自觉配合治疗。

第二节　四方木热叩疗法

一、概念

壮医四方木热叩疗法是指在壮医理论指导下，采用经过多种壮药制备液浸泡的四方木，将其一端在灯火上点燃，使之形成圆珠状炭火，再将四方木的炭火隔着药棉纱叩打患处，以达到防治疾病的一种外治方法。

二、治疗机理

1. 温热作用

通过四方木不断的热扣，让患者有种舒适的温热感，随着叩击次数的不断增多，导入皮肤的热量不断增加，并深入局部皮肤组织，渗入病变肌肉、筋骨、关节，通调局部龙路、火路，进而均衡气血，促使天、地、人三气同步。

四方木热叩疗法能使局部血管扩张，促进血液循环，使细胞的通透性加强，利于血肿的吸收，加速水肿的消散，并能加强巨噬细胞系统的吞噬功能，提高新陈代谢，故有消炎、镇痛、解痉的作用。

2. 机械压迫作用

在四方木热扣过程中，可局部加压于皮肤及皮下组织，产生柔和的机械压迫作用，能防止组织内的淋巴液和血液渗出，促进渗出液的吸收，并使热作用深而持久。

3. 药效作用

浸泡四方木及药棉纱的制备液为具有畅通气血、散瘀止痛等功效的多种壮药制备液，四方木叩打药棉时药液通过温热作用加速渗入病变皮肤组织，因而有明显的镇痛、活血、消炎止痛的作用。

三、主要功效

四方木热叩疗法具有通调龙路、火路，畅通气血，止疼痛之功效。

四、适应证与禁忌证

1. 适应范围

腰腿痛、关节痛、骨质增生引起的局部疼痛。

2. 禁忌证

妇女妊娠，急性传染病，有开放性创口、感染性病灶等禁用本疗法。

五、操作方法

1. 药物的制备

取四方木（锯成长 20~30cm、宽 3~4cm 若干段）、战骨 500g、红花 100g，加入 60%~75%

酒精 3000mL，浸泡 15 天，取出四方木晒干备用，过滤去渣的药水即为"治骨酊"，分装备用。

2. 治疗及操作步骤

根据不同的发病部位选用大小适中的药棉纱 2~3 层，浸透"治骨酊"药水，平敷于发病部位上，外加能盖过药棉纱的厚皮纸 1 张，然后将备好的四方木在灯火上燃成炭状，仅烧木皮的外层，每次烧长约 2~3cm，烧至木皮全层 1/2 着火，以着火程度足而叩打时不溅炭块为好，将着火端在厚皮纸上盖住药棉纱的范围叩打，打至局部发热，要注意叩打有节奏而用力均匀，并不断移动叩打部位，防止局部烫伤起泡。叩打至药棉纱药水干为合适。每天叩 1 次，10 次为 1 个疗程。

六、注意事项

（1）叩打四方木时，须防四方木上的火星飞溅烫伤患者。

（2）叩打四方木时，须不断移动叩打部位，扣打停留的时间以患者能忍受及不烫伤为度。

第三节　无药棉纱灸疗法

一、概念

壮医无药棉纱灸疗法是指在壮医理论指导下，用无药棉纱点燃后直接灼灸在患者体表的一定穴位或部位，以治疗疾病的一种方法。该疗法是壮族民间的一种疗法，流传于广西龙州、大新县等地区。

二、治疗机理

壮医无药棉纱灸疗法通过温热对穴位刺激，通过龙路、火路传导，调整气血恢复平衡，使天、地、人三气复归同步，促使疾病转归和人体正气康复。

三、主要功效

壮医无药棉纱灸疗法具有通龙路、火路气机，温经通络止痛，散寒祛湿之功效。

四、适应证与禁忌证

1. 适应证

神经麻痹疼痛、寒热交错、各种痧证等病证。

2. 禁忌证

饭前、饭后半小时内，饥饿、过度疲劳，有开放性创口、感染性病灶、孕妇或瘢痕体质、年龄过大或体质特别虚弱的人群禁用本疗法。头面、关节、大血管处一般禁灸。重症高血压，心脏病，急、慢性心功能不全者，重度贫血、心绞痛、精神病等禁用本疗法。

五、操作方法

采用普通未湿过水的棉纱线，以 8~12 条拧成一股备用。灸治时让患者取卧位或坐位，以舒适为宜，施灸部位要求充分暴露、光线充足，可按针灸穴位或局部压痛点取穴，取点（穴）准确，操作者以左手食指、拇指、无名指压定所选穴位，用右手拇指和食指执线，线头露出指头2~3mm，点燃呈萤火状后，食指背侧触靠患者皮肤，对准穴位直接施灸，拇指头随线压灭萤火。

六、注意事项

施灸时，动作要快，手法要轻，以免烫伤患者皮肤。

第四节　药棉烧灼灸疗法

一、概念

壮医药棉烧灼灸疗法是指在壮医理论指导下，用干棉球蘸吸预先制成的壮药酒，再点火，然后直接烧灼患处，从而达到治病目的的一种外治法。该法主要流传于广西德保县。

二、治疗机理

1. 温热作用

通过壮医药棉烧灼灸在皮肤上，患者皮肤温度很快升高，并以此来刺激龙路、火路网络系统，调畅气血，均衡气血，使其通畅而有止痛作用。

壮医药棉烧灼灸具有较强而快速的热作用，能使局部血管扩张，促进血液循环，使细胞的通透性加强，利于血肿的吸收，加速水肿的消散，并能加强巨噬细胞系统的吞噬功能，提高新陈代谢，故有消炎、镇痛、解痉的作用。

2. 药效作用

壮药酒由舒经活络、散瘀止痛、温通经脉、散寒祛湿、消肿散结多种功效壮药共同浸泡而成，治疗时，药液通过温热作用快速渗入病变皮肤组织，凭借龙路、火路网络系统贯通上下，运行气血，达到调节脏腑、活血化瘀、消肿止痛、温经散寒祛湿的作用。

三、主要功效

壮医药棉烧灼灸疗法具有温通经脉、散寒祛湿、消肿散结、活血化瘀之功效。

四、适应证与禁忌证

1. 适应证

主要适用于局部肌肉酸楚麻痛、风湿痹痛、无名肿毒未成脓者、跌打损伤瘀肿疼痛而无表皮出血者，亦用于某些疾病挑治前或挑治后的辅助治疗。

2. 禁忌证

饭前、饭后半小时内，饥饿、过度疲劳，有开放性创口、感染性病灶、孕妇或瘢痕体质、年龄过大或体质特别虚弱的人群或皮肤过敏者禁用本疗法。头面、关节、大血管处一般禁灸。重症高血压，心脏病，急、慢性心功能不全者，重度贫血、心绞痛、精神病等禁用本疗法。

五、操作方法

1. 壮药酒的制备

九龙川、破天菜、川乌、草乌、吹风散、石头散、穿破石等各适量，95% 酒精适量，浸泡上药 3 天以上，制成壮药酒，备用。

2. 施灸方法

用血管钳夹住棉球 1 个，蘸吸预先制成的壮药酒，点燃，右手将着火的棉球迅速扣向患处，此时患部亦因吸附有药酒也起火燃烧。右手将着火的棉球灸治后马上移开，左手掌同时迅速捂向患部将火捂灭。等患部之火熄后再重复上述操作。如施灸的范围较大，后一壮的灸点可与前一壮的灸点错开，逐次施灸至覆盖整个病变部位为止。该法亦适用于单个穴位的灸治。

壮数（即烧灼次数）以局部皮肤潮红，患者能忍耐为度。

六、注意事项

（1）本法所用壮药酒有毒，严禁内服。

（2）本法最适用于肌肉丰厚处，头面、关节、大血管处一般禁灸。

（3）操作应迅速，否则极易引起烧烫伤。

第五节　麻黄花穗灸疗法

一、概念

壮医麻黄花穗灸疗法是独具特色的壮医灸法之一，是指在壮医理论指导下，用浸泡过壮药酒的麻黄花穗点燃后，直接烧灼患者体表的一定穴位或部位，从而达到治病目的的一种外治法。

二、治疗机理

壮医认为，人体脏腑骨肉通过三道两路输送气血及营养物质来滋养机体，三道两路通过散布全身的网络相互沟通联系。痧、瘴、蛊、毒、风、湿等致人体发病的毒邪，侵犯人体，导致人体三道两路受阻，机体网络不通则发病。本疗法利用麻黄花穗辛散解表、利水消肿的作用，配合火的温热作用，把壮药透发到三道两路网络，通调道路而透毒邪外出，通网络止疼痛，调气血。

三、主要功效

麻黄花穗灸疗法具有祛湿散寒、通络消肿止痛、通调气血之功效。

四、适应证与禁忌证

1. 适应证

对风湿性关节炎、头痛头晕、体癣、手脚麻木、痧证、疮疖、腹胀、腹痛、鼻出血、无名肿毒、鼻塞等，有较好的疗效。

2. 禁忌证

饭前、饭后半小时内，饥饿、过度疲劳，有开放性创口、感染性病灶、孕妇或瘢痕体质、年龄过大或体质特别虚弱的人群或皮肤过敏者禁用本疗法。头面、关节、大血管处一般禁灸。重症高血压，心脏病，急、慢性心功能不全者，重度贫血、心绞痛、精神病等禁用本疗法。

五、操作方法

1. 麻黄花穗的制备

（1）药物采集　每年的 4~5 月份、10~11 月份采集长约 3cm 的麻黄老花穗。

（2）制备方法　麻黄花穗 15g，硫黄 15g，乳香 6g，没药 6g，丁香 3g，松香 3g，桂枝 6g，雄黄 15g，白芷 6g，川芎 6g，杜仲 12g，枳壳 6g，独活 6g，细辛 3g，炮甲 6g，两面针 6g，通城虎 6g，金不换 6g。上药浸于 95% 酒精 500mL 内，3 周后用纱布过滤去渣，在药液中投入冰片 3g、麝香 1g，再浸麻黄花穗，瓶装密封备用。

2. 灸治方法

医者以右手拇指将点燃的麻黄花穗迅速压在选定的穴位上，火熄后重复操作，灸至皮肤潮红为止。

六、注意事项

施灸时，动作要快，手法要轻，以免烫伤患者皮肤。治疗前要耐心向患者解释清楚，以求得患者的合作。

第六节　灯花灸疗法

一、概念

壮医灯花灸疗法又叫灯草灸或打灯草，在壮族地区广泛运用，是指在壮医理论指导下，用灯心草点燃后，直接灸灼在体表一定部位或穴位上，以达到治疗效果的疗法。本法疗效确切，在壮族地区广泛运用。

二、治疗机理

1. 温热作用

通过灯心草点燃后直接灸灼在病位上，使患者皮肤温度快速升高，刺激火路传导通路，通过火路传导刺激"巧坞"，达到镇惊醒神的作用。点灸后，患者因不断刺激火路，而微微汗出，故有疏风解表的作用。

2. 刺激穴位，贯通表里

通过点灸刺激穴位，灯心草的有效成分遇热激发为分子或亚分子状态透窜入穴位，作用于经络、气血、脏腑、筋骨肌肉，达到通贯表里，均衡气血，通调天、地、人三气的作用。

三、主要功效

壮医灯花灸疗法具有健脾止泻、清热解毒、镇惊醒神、疏风解表、行气利痰、开胸解郁之功效。

四、适应证与禁忌证

1. 适应证

本法适用于治疗各种急性病症及常见病，如小儿惊厥、消化不良、疟疾、流行性腮腺炎、胃痛、呃逆等病证。特别对消化不良之腹泻、胃痛、麻痹性肠梗阻、腰痛、各关节痛、昏不知人、发热、慢性中耳炎疗效确切。

2. 禁忌证

饭前、饭后半小时内、饥饿、过度疲劳，有开放性创口、感染性病灶、孕妇或瘢痕体质、年龄过大或体质特别虚弱的人群禁用本疗法。头面、关节、大血管处一般禁灸。重症高血压，心脏病，急、慢性心功能不全者，重度贫血、心绞痛、精神病等禁用本疗法。

五、操作方法

1. 材料

茶油 1 瓶或豆油 1 瓶，灯心草数根，油灯 1 盏，火柴 1 盒即可。如无灯心草亦可用脱脂棉花代用。

2. 操作

灯花灸分明灯灸、阴灯灸两种。

（1）明灯灸法　用灯心草 1~3 根，蘸油后点燃，直接烧在穴位上，啪啪有声。此种灸法火燃较大，刺激强，热度较持久，灸后表面有绿豆粒大小的水泡，约半天即可消失。此法多用于治疗急性病及四肢疾病，如癫痫、小儿高热抽搐、昏迷不省、四肢关节风湿痛等病。

（2）阴灯灸法　先在选定的穴位上贴一薄姜片，然后用灯心草蘸茶油点燃灸在姜片上，或用灯心草 1~3 根，蘸油点燃，医者以右手拇指压在灯心草火上，然后把拇指的温热迅速地压在治疗的穴位上，反复几次。此法刺激小，灸后无瘢痕。阴灯灸法用于治疗小儿疾病及慢性疾病，如感冒、风湿性关节痛、痢疾、腹泻等。本法安全，患者易于接受。

改良的阴灯灸法：把灯心草蘸油点燃约半分钟即吹灭，停约半分钟，待灯心草温度有所下降后，利用灯心草余热点在治疗穴位上，效果良好。其优点：一是安全，二是患者易于接受，急慢性病均可应用。

3. 灯草灸的应用

明灯灸和阴灯灸在使用上各有所长，术者须根据病者的体质、年龄、病变部位和耐受力的不同而施灸，给予适当刺激。若刺激过大，可引起不良反应，刺激过小又达不到治疗目的。壮医一般用一根灯心草施灸，也有集中用 2~3 根的，需视具体病情而定，每天施灸 1~3 次即可。

小儿与体弱者，一般宜用 1 根灯心草，做阴灯灸，用穴不宜过多。

青壮年男女，一般用 2 根灯心草，急性病可用到 3 根灯心草，男的多采用明灯灸，女的多采用阴灯灸。

患者肥胖而肌肉丰厚者，可用 2~3 根灯心草，多做明灯灸；瘦者一般用 1~2 根灯心草，多采用阴灯灸。

对急性病，如休克、癫痫，多用 1~2 根灯心草，做明灯灸，以收到快速的效果。

六、注意事项

灯花灸是壮医比较古老的治法，使用时要耐心向患者解释清楚，以求得患者的合作。对孕妇、精神患者慎用。要选准穴位，对哑门、风府、面部、近心脏（咪心头）、阴部等要害部位，不宜用灯花灸疗法。

第七节　竹筒灸疗法

一、概念

壮医竹筒灸疗法是流行于广西南部壮族地区的一种民间疗法，是指在壮医理论指导下，竹筒里边放置艾绒，艾绒与皮肤之间隔衬野芋头片而施灸的一种灸疗方法。

二、治疗机理

1. 温热作用

通过点燃的艾绒间接灸灼在病位上，使患者皮肤温度缓慢升高，皮下热量不断累积，刺激龙路火路传导通路，通过火路传导刺激"巧坞"，达到畅通两路，调理天、地、人三气的作用，增强人体抵抗力达到温经通络、补虚的作用。

2. 药物作用

壮医理论认为，毒虚致百病，毒邪是机体发病的主要原因。而导致人体发病的毒邪包括痧、瘴、蛊、毒、风、湿。毒邪侵犯人体，导致人体三道两路受阻，机体网络不通则发病。壮医在诊断疾病、治疗疾病时，喜用野芋头。如在诊断痧毒时，以野芋头 1 片给患者嚼，其不觉刺舌、喉痒，反觉甘甜者多为痧毒。或以辣椒或生野芋头擦病者掌心，若其不知瘙痒热辣者为痧毒。壮族民间有句谚语："树边生长野芋头，感冒发烧不用愁。"民间还用野芋头来作为解毒药。壮医认为野芋头不仅有清热解毒、散瘀消肿的作用，还有吸附毒素、助毒排泄的作用，故喜用之。

竹筒灸疗法中使用野芋头，在于通过温热作用，加快体内毒素的排泄过程，毒祛病愈，从而达到治病的作用。

三、主要功效

竹筒灸疗法具有调天、地、人三气，补虚、温经通络、止痛之功效。

四、适应证与禁忌证

1. 适应证

本法适用于治疗各种痹病、痛证、瘰疬、咳嗽、哮喘等病证。

2. 禁忌证

有开放性创口、感染性病灶、孕妇，或皮肤过敏者禁用本疗法。

五、操作方法

1. 用具

用一根长约 8cm、直径约 4cm 的竹筒，一端留竹节，另一端锯掉竹节，然后在距口径约 2cm 处分别开两条长方形气槽，宽约 2cm，长达另一端之竹节。

2. 操作

施灸时，先用野芋头成厚度约 2mm 之薄片，粘贴于竹筒的开口端，然后填入艾绒平气槽为度，点燃艾绒，以野芋头粘的一端轻轻压在痛点或选取的穴位上，至局部感到热甚（能忍受为度），再重压竹筒，热感消失，约过三息（约 10 秒），即可移开竹筒，完成灸治。治疗各种痹病及腹痛、腰痛时可直接灸治痛处，咳者灸肺门穴，哮喘者灸定喘穴，感冒者灸大椎、肺门及曲池穴。用此法治疗上述病证，效果满意。

六、注意事项

治疗前要耐心向患者解释清楚，以求得患者的合作。施灸时，以患者能忍受为度，防止烫伤。

第八节　火功疗法

一、概念

壮医火功疗法是指在壮医理论指导下，用经过加工炮制的药枝，点燃熄灭明火后，用两层牛皮纸包裹，熨灸患者身体一定部位或穴位，以达到治病目的的一种方法。

二、治疗机理

1. 温热作用

通过不断的用药枝施灸，患者有种舒适的温热感，随着施灸次数的不断增多，导入皮肤的热量不断增加，并深入局部皮肤组织，渗入病变肌肉、筋骨、关节，通调局部龙路、火路，进而均衡气血，起到温经散寒、调和气血的作用。

壮医火功疗法能使局部血管扩张，促进血液循环，使细胞的通透性加强，利于血肿的吸收，加速水肿的消散，并能加强巨噬细胞系统的吞噬功能，提高新陈代谢，故有消炎、镇痛、解痉的作用。

2. 药效作用

火功药用材料由舒经活络、散瘀止痛之壮药组成，治疗时药液通过温热作用加速渗入病变皮肤组织，因而有明显的镇痛、活血、散结止痛的作用。

三、主要功效

壮医火功疗法具有温阳散寒、行气活血、散结止痛之功效。

四、适应证与禁忌证

1. 适应证

本法适用于内、外、妇、儿科多种病证，尤用于风寒湿痹、痿病及虚寒病的治疗。

2. 禁忌证

有开放性创口、感染性病灶、孕妇禁用本疗法。

五、操作方法

1. 材料

追骨风、牛耳风、过山香、大钻、五味藤、八角枫、当归藤、四方藤、吹风散等药，切成15~20cm 长的段，晒干后用生姜、大葱、两面针、黄柏、防己一同放入白酒中浸泡（酒要末过药物），7 天后取出晒干备用。

2. 操作

取 1 盏酒精灯，把上药枝的一端放在酒精灯上燃烧，明火熄灭后，把燃着暗火的药枝包裹于两层牛皮纸内，在患者身上的穴位施灸（灸时隔着衣服或直接灸在皮肤上均可）。

六、注意事项

1. 本法适应证较广，凡适用于灸法的病证均可采用本法选穴施治。但对疮疡已溃及体表的恶性肿瘤病灶局部禁用本法。

2. 灸后应让患者休息片刻，以使药气周流畅达全身经络，直达病所，驱逐病邪。

第九节　艾绒硫黄灸疗法

一、概念

壮医艾绒硫黄灸疗法是指在壮医理论指导下，用艾绒和硫黄按 5∶1（或根据实际需要）的比例混合，将其捏成玉米粒大小，点燃后直接灸在患者的穴位或患部，使局部产生温热或轻度灼痛的刺激，以调整人体的生理功能，提高身体抵抗力，从而达到防病治病目的的一种治疗方法。

二、治疗机理

1. 温热作用

硫黄和艾绒为施灸材料进行施灸，患者有种舒适的温热感，随着施灸时间的不断增长，导入皮肤的热量不断增加，并深入局部皮肤组织，渗入病变肌肉、筋骨、关节，通调局部龙路、火路，进而均衡气血，起到温经散寒、调和气血的作用。

艾绒硫黄灸疗法能使局部血管扩张，促进血液循环，使细胞的通透性加强，利于血肿的吸收，加速水肿的消散，并能加强巨噬细胞系统的吞噬功能，提高新陈代谢，故有消炎、镇痛、解痉的作用。

2. 药效作用

硫黄和艾绒为施灸材料，艾绒有散寒止痛、温经止血的功效，硫黄有解毒杀虫的功效，治疗时药液通过温热作用加速渗入病变皮肤组织，因而有明显的温经散寒、解毒排脓生肌、散结止痛的作用。

三、主要功效

艾绒硫黄灸疗法具有疏通经络、宣导气血、温经散寒、活血止痛、解毒生肌之功效。

四、适应证与禁忌证

1. 适应证

此法常用于治疗胃痛、风湿性关节炎、肩关节炎等，用于顽固性疮疡及形成瘘管者。

2. 禁忌证

有开放性创口、感染性病灶、孕妇或者对硫黄过敏的人群禁用本疗法。

五、操作方法

本法是用精制的 10g 艾绒配 2g 硫黄粉装入瓶内备用，用时将其捏成玉米粒大小，点燃后直接灸在病者的穴位上。

六、注意事项

1. 施灸时，防止艾火烧坏患者衣服、被褥等物，避免火灾。
2. 施灸时，以患者能忍受为度，防止烫伤。
3. 以硫黄引焰时，防止脱落造成烫伤。

第十节　鲜花叶透穴疗法

一、概念

壮医鲜花叶透穴疗法是指在壮医理论指导下，将鲜花或叶片置于所选用的穴位上，用线香或药根枝点燃隔花叶灸灼，通过鲜花芳香之气，绿叶浓厚之味，达到治病目的的一种方法。

二、治疗机理

自然界的树木花卉与岁气物候推移具有很强的节令性，鲜花随时序而有含苞、初展、开放、盛开、敛容、落英量变的范围，叶片随季节而有嫩叶、玉叶、绿叶、碧叶、红叶、金叶质变的程度，人体生理病机具有与当时当地环境的统一性和生物节律的同步性，采用居住环境周围自然生长植物、庭院四旁种植花木、居室窗台盆栽花卉直接透穴治疗，鲜花叶得天时之先、地气之厚、药效之全，与人体同步相应，同气相求，调节生机，解除病变，制约生化而使生机健壮。

三、主要功效

壮医鲜花叶透穴疗法具有清秽祛浊、安神定志、运行气血、调整脏腑、扶正祛邪、强身健体等功效。

四、适应证与禁忌证

1. 适应证
广泛用于壮医内、外、妇、儿、五官临床各科常见病、多发病。

2. 禁忌证
有开放性创口、感染性病灶、孕妇，或皮肤过敏者禁用本疗法。

五、操作方法

根据病证选择治疗用穴，结合壮医关于天、地、人与花木生机同步运行的认识，按岁行气候季节采用各种鲜花。凡当节令鲜花如含苞、初展、开放、盛开、敛容、落英等花瓣，及嫩叶、玉叶、绿叶、碧叶、红叶、金叶等叶片，均可选用。根据病情，把花瓣、叶片放在选定的穴位上，用线香或药根枝点燃隔花叶灸灼。灸灼致花瓣或叶片干即换，每个穴位灸灼 2~3 片花瓣或叶片。

六、注意事项

灸治过程中防止烫伤。

第五章　壮医刮疗法

　　壮医刮疗法是在壮医理论指导下，使用边缘光滑的石块、瓷器片、羊角片、牛角片、嫩竹板、小汤匙、铜钱、硬币及纽扣等作为刮疗的工具，以茶油、芝麻油、豆油、水、酒或凡士林等作为介质，在体表部位进行反复刮拭，以达到防病治病目的的一类外治疗法。

　　壮医刮疗法是广西壮族地区广泛应用的一类治病技法，起源于远古时期，距今已有几千年的历史，是壮族人民长期以来在同疾病作斗争的过程中总结出来的一类独特且行之有效的治疗方法。壮族所居之地山高林密，江河网络，草木繁茂，导致山岚雾气盘郁结聚，不易疏泄，缭绕作瘴；复因寒热无常，多雨潮湿，湿热蕴积，毒虫繁殖，侵害人体而多发痧病。壮族先民在生产、生活的实践中，发现利用石块在人体表面行刮、压、划、刺等操作，可以治疗痧病及其他的一些疾病，这就是壮医刮法的雏形。大量的考古资料证明，广西壮族地区旧石器文化、新石器文化的遗存十分丰富，砭石是石器文化的产物，也是最早出现的医疗用具之一。壮医刮疗法种类繁多，包括药刮疗法、刮痧疗法、撮痧疗法等多种疗法。

第一节　药刮疗法

一、概念

　　药刮疗法是壮医刮疗法中的一种，是指在壮医理论指导下借助药物，如观音莲、野芋头、水兰青等作为刮具，对人体体表特定的部位或阳性反应点进行刮拭，从而对机体起到良性刺激作用，同时在刮拭过程中药物可透皮吸收，从而达到防治疾病目的的外治疗法。

二、治疗机理

　　药刮疗法通过药物刮疗对机体的刺激作用及透皮吸收的药效作用，激发人体的潜能，从而调整体内紊乱的生理功能，平衡人体气血，使天、地、人三气协调同步，从而增强人体的抗病能力。

三、主要功效

1. 清热解毒，消肿散结

　　药刮疗法有很好的清热解毒、消肿散结功效，常用于感冒发热、咽喉肿痛或者其他原因引起的局部红肿发热等疾病。

2. 疏通脉络，驱邪外出

药具反复在体表刮拭可以疏通三道两路，将风、湿、痧、瘴、毒之邪驱出机体之外，恢复天、地、人三气同步。

3. 调和气血，健身强体

药刮疗法可以平衡气血，提高人体的抵抗力，促进机体的康复。常用于预防咽喉肿痛、胃肠不适及感冒等疾病发生。

四、适应证与禁忌证

1. 适应证

药刮疗法主要用于治疗小儿高热、胃肠不适、流行性感冒、伤风、头晕、头痛、毒蛇咬伤、淋巴结炎等疾病。

2. 禁忌证

对刮药过敏者或者皮肤感染、化脓溃烂者不宜使用。孕妇禁用。

五、操作方法

1. 工具选择

常用的药刮疗法的刮具有新鲜观音莲、野芋头、新鲜水兰青、鸡蛋黄、葱、新鲜柚子叶、大米等

2. 刮治部位

（1）背部　头晕脑涨或头痛不适，可嘱患者伏坐于椅背上，先刮拭项背肩胛肌肉。然后先从第七颈椎起，沿着督脉由上而下刮至第五腰椎，再从第一胸椎旁开沿肋间向外侧斜刮。

（2）头部　主要取神庭、攒竹、丝竹空、太阳等穴。

（3）颈部　主要取项部两侧，双肩板筋部（胸锁乳突肌），或喉头两侧。

（4）胸部　主要取第2、3、4肋间，从胸骨向外侧刮。乳房禁刮。

（5）四肢　主要取臂弯（在肘的屈侧面）、膝弯（腘窝）等处。

3. 药刮操作

（1）观音莲法或野芋头　将鲜观音莲或野芋头煨热，切去一小片，以切面趁热刮治。

（2）水兰青刮法　将鲜水兰青洗净捣烂，用薄布包好刮全身。

（3）鸡蛋黄葱加银器刮法　先把鸡蛋煮熟取蛋黄，加葱数根捣烂，银器1枚，用薄布包好刮全身。

（4）生姜葱白法　取生姜、葱白各10g，切碎和匀布包，蘸热酒即可刮拭。

六、注意事项

（1）壮医刮法治疗室应宽敞明亮，室温适宜，空气流通，但不可有穿堂风通过，要注意患者保暖，尽量少暴露身体。

（2）选好体位，嘱患者体位应舒适，并利于操作。

（3）刮治前应向患者解释刮治的目的、注意事项、操作过程，以缓解患者的紧张情绪，取得患者配合，防止晕刮。

（4）刮拭手法应用力均匀，以求忍受为度，达到出痧为止。不可一味追求出痧而用重手法或延长刮痧时间。

（5）在任何一个部位施术，都要向一个方向刮拭，不能来回刮拭。

（6）颈部、腋下、腰际等处均有淋巴散布，操作手法宜轻，切勿强力刮拭，以免引起淋巴回流障碍。

（7）慢性病经常刮治，穴区可能会产生一定的耐受性，这时可以将穴位分组，交替治疗，也可以左、右肢体穴位交替刮。

第二节　刮痧疗法

一、概念

壮医刮痧疗法是指在壮医理论指导下，用边缘光滑的羊角片、牛角片、嫩竹板、瓷器片、小汤匙、铜钱、硬币及纽扣等作为刮痧工具，以润滑油，或清水作为介质，在体表部位进行反复刮动，以治疗中暑、感冒、喉痛、腹痛、吐泻、头昏脑涨等病证的方法。

二、治疗机理

壮医刮痧疗法通过在局部或相应穴道刮动，刺激体表龙路、火路，促进气血运行，活血化瘀、行气止痛，使瘀血得消、新血得生；可使气血畅通，脏腑组织器官得以润养，并推动人体的各种生理功能活动。

三、主要功效

壮医刮痧疗法具有清热解毒、祛湿止呕、通经止痛、活血祛瘀等功效。

1. 清热解毒，祛湿止呕

壮医刮痧疗法常用于感冒、厌食、倦怠、低热等证，可起到很好的清热解毒、祛湿止呕作用。

2. 通经止痛，活血祛瘀

经络阻滞不通导致的腹痛、头晕脑涨及四肢关节疼痛等疾病均可施治本疗法。

四、适应证与禁忌证

1. 适应证

本疗法临床应用范围较广。以往主要用于痧证，现扩展用于呼吸系统、循环系统及消化系统等疾病。

2. 禁忌证

凡危重病症，如急性传染病、重症心脏病、中风等，应及时送医院治疗，禁用本疗法；凡刮治部位的皮肤有溃烂、损伤、炎症均不能用本疗法，如初愈也不宜采用；饱食后或饥饿时，以及对刮痧有恐惧者忌用本疗法。

五、操作方法

1. 工具选择

准备小碗或酒盅1个，盛少许植物油或清水。

（1）苎麻　这是较早使用的工具，选取已经成熟的苎麻，去皮和枝叶晒干，用根部较粗的纤维，捏成一团，在冷水里蘸湿即可使用。

（2）头发　取长头发，揉成一团，蘸香油，作工具使用。

（3）小蚌壳　取边缘光滑的蚌壳。

（4）铜钱　取边缘较厚而又没有缺损的铜钱。

（5）牛角、药匙　即通常用于挑取药粉的牛角及其他材料制成的药匙。

（6）瓷碗、瓷酒盅、瓷汤匙、嫩竹片、玻璃棍等　选取边缘光滑而没有破损的即可。

2. 刮治部位

（1）背部　患者取侧卧或俯卧位，或伏坐于椅背上。先从第七颈椎起，沿着督脉由上而下刮至第五腰椎，然后从第一胸椎旁开沿肋间向外侧斜刮。此为最主要和常用的刮痧部位。

（2）头部　取太阳穴。

（3）颈部　项部两侧，双肩板筋部（胸锁乳突肌），或喉头两侧。

（4）胸部　取第2、3、4肋间，从胸骨向外侧刮。乳房禁刮。

（5）四肢　臂弯（在肘的屈侧面）、膝弯（腘窝）等处。

3. 刮痧操作

先暴露患者的刮治部位，用干净毛巾蘸肥皂，将刮治部位洗擦干净。

施术者用右手拿取操作工具，蘸植物油或清水后，在确定的体表部位轻轻向下顺刮或从内向外反复刮动，逐渐加重。刮时要沿同一方向刮，力量要均匀，采用腕力，一般刮10~20次，以出现紫红色斑点或斑块为度。

一般要求先刮颈项部，再刮脊椎两侧部，然后再刮胸部及四肢。从大腿开始，向下刮，每次只能刮一个方向，不能像搓澡一样来回的刮，静脉曲张者则须由下往上刮。如果有出血性疾病，比如血小板减小症者无论头部还是其他部位都不能刮痧。如果有神经衰弱，最好选择在白天进行头部刮痧。

刮痧一般在20分钟左右，或以患者能耐受为度。

六、注意事项

（1）治疗时，室内要保持空气流通，如天气转凉或天冷时应用本疗法要注意避免感受风寒。

（2）不能干刮，工具必须边缘光滑，没有破损。

（3）初刮时试3~5下即见皮肤青紫而患者并不觉痛者，为本疗法适应证。如见皮肤发红患者呼痛，则非本方法适应证，应送医院诊治。

（4）要掌握手法轻重，由上而下顺刮，并时时蘸植物油或水保持润滑，以免刮伤皮肤。

（5）刮痧疗法的体位可根据需要而定，一般有仰卧、俯卧、仰靠、俯靠等，以患者舒适为度。

（6）刮痧的条数多少，应视具体情况而定，一般每处刮2~4条，每条长约2~3寸即可。

（7）刮完后应擦干油或水渍，并在青紫处抹少量祛风油，让患者休息片刻。如患者自觉胸中郁闷，心里发热等，再在患者胸前两侧第三、四肋间隙处各刮一道即可平静。

（8）刮痧后患者不宜发怒、烦躁或忧思焦虑，应保持情绪平静。同时，忌食生冷瓜果和油腻食品。

（9）如刮痧后，病情反而更加不适者，应送医院诊治。

第三节　撮痧疗法

一、概念

壮医撮痧疗法又称夹痧疗法或抓痧疗法，是指在壮医理论指导下，在患者一定部位或穴位上，用医者的手指拧起一个橄榄状的充血点，以激发人体正气驱邪外出从而达到治疗疾病目的的一种方法。

二、治疗机理

壮医撮痧疗法主要是以医者的手指撮捏患者病变相应穴道及肌肤，刺激体表网结，疏通龙路、火路，将滞于三道两路的各种邪气从皮毛透达于外而畅通全身网络。

三、主要功效

壮医撮痧疗法具有调节气血、畅通道路、驱邪外出的功效。

1. 调节气血

气血失衡所引起的疾病如伤风、关节疼痛等，应用壮医撮痧疗法均可获得很好的疗效。

2. 畅通道路，驱邪外出

壮医撮痧疗法常用于头痛、头晕、胃肠不适的患者，可疏通三道两路，驱邪外出。

四、适应证与禁忌证

1. 适应证

此法主要用于治疗头痛、头晕、头涨、急性胃炎、肠炎、中暑、流行性感冒、伤风、关节疼痛等疾病。

2. 禁忌证

皮肤有溃烂、损伤、炎症，传染性皮肤病，或凝血功能障碍患者均不能用本疗法。

五、操作方法

1. 撮痧选用的穴位

根据民间治疗的经验，选穴多在前额，前、后颈部，胸部，背部，腹部。

（1）头部　印堂、太阳（双侧），共3处。

（2）颈部　前颈取廉泉、天突、廉泉与天突连线之中点及中点左右旁开1寸处，共5处。后颈取大椎、大椎直上后发际处、大椎与后发际连线之中点左右各旁开1寸处，共5处。前、后颈共取10处。

（3）胸部　从璇玑起，分别向左、右每隔1寸取1点，共取7处。

（4）腹部　下脘、石门、天枢（双侧），共5处。

（5）肩部　肩井（双侧）。

（6）背部　陶道分别向左、右每隔1寸取1点，共取7点。

（7）腰部　命门。

取穴时只要大体无差即可，民间治疗取穴并不十分准确，只要求在上述范围内施行手法，即可取得疗效。撮抓的穴位数目和次数，可视病情而定。

2. 撮痧的手法

撮痧前准备半碗清水，加少许盐。将手指用清水湿润，五指弯曲，用食指与中指的第二指节对准穴位，将皮肤夹起，然后松开。这样一起一落，反复进行，每点夹撮6~8次，直至被夹处成为橄榄状之紫红色充血斑为度。

3. 撮痧时间

撮痧一般约20分钟左右，或以患者能耐受为度。

六、注意事项

（1）手法的轻重、抓撮穴位的多少、每穴抓撮的次数，要视患者的年龄、体质、疾病性质及轻重等具体情况而定。儿童与年老体弱者，手法宜轻，撮穴宜少；体质壮实者，手法宜重，撮穴宜多。不宜千篇一律。

（2）局部痈肿、疮疡、皮肤溃烂或损伤，不要抓撮。

（3）在用此法治疗的同时，可配合药物、针灸、推拿、擦涂等疗法，以求尽快治愈疾病。

NOTE

第六章　壮医经筋疗法

　　壮医经筋疗法是在继承和借鉴中医经脉理论的基础上，在壮医理论的指导下，以壮医经筋手法专家黄敬伟主任医师为代表的壮医医家在长期的医疗实践中创立的一种外治法。该疗法通过传统手法、针刺和拔罐的直接作用于人体，疏通机体的筋结，使龙路、火路之瘀滞得以通畅，直接驱毒外出，同时调整"嘘""勒"、脏腑功能，恢复天、人、地三气的同步运行，从而达到治病目的。

第一节　壮医经筋病的概念

　　壮医经筋病，是指人体由于外界环境或体内致病因素的作用，导致"三道""两路"通道的功能障碍，天、地、人三气不能同步而致人体肌筋系统发生病变，其临床表现为肌肉筋结急、慢性受损而出现功能异常，以疼痛、酸胀、僵硬、活动受限等为主的症候群。由于肌筋系统在机体组织结构的庞大体系，其具有结构成分复杂、生理功能多样化、受损伤的概率多等特点，故经筋病证属临床的常见病、多发病；不少的疑难病症及未明原因的疾病，可由经筋病损直接或间接导致。经筋病好发于各个年龄段，男女之间的发病机率没有太大的区别。

第二节　经筋病的病因病机

一、病因

1. 外邪致病

　　壮医认为，疾病产生的原因是由于痧、瘴、蛊、毒、风、湿侵犯人体，导致人体"三道""两路"受阻，使天、地、人三气不能同步，并导致人体气血平衡关系失调所致；临床以风、湿、毒三邪致病者最常见，其中的风邪、湿邪则是经筋病的最常见致病因素，而毒邪主要是以寒毒邪为主要致病因。

　　（1）风湿之邪　单一或兼夹为患，伤害机体，若正气充足，藩篱强健，则可保经筋不受邪气侵袭；倘若卫外不固，藩篱失守，早期因位置表浅可有筋肉疼痛、酸楚等症状，随着病邪深入，逐渐会出现关节活动不利的症状并在感邪经筋所过部位出现疼痛、挛急、僵直、肿胀、麻木等症。

（2）湿热之邪 湿热多兼而有之，为患经筋，常有病理改变，《素问·生气通天论》曰"湿热不攘，大筋软短，小筋弛长，软短为拘，弛长为痿"。湿热交结，其性缠绵，客于经筋，不易速消，而致大筋拘挛，伸缩失常，小筋弛纵不收，痿软无力。

（3）寒毒之邪 寒毒之邪侵犯机体，首先毫毛收缩，络脉收缩，随之肌筋收缩。寒邪不去，肌筋收缩不解，发生"筋结"性疼痛；久结之肌筋，成为"结块"，可触到其结块的变化形体。经筋病证患者，对异常的气候变化比常人敏感，称为"阳虚"体质；遇上寒毒，卫气受伤，肌腠闭塞，体内气机枢转失调，内邪化热，热气蒸腾，出现全身不适，舌红口干脉数，发为肌筋疼痛、挛急、僵直、肿胀、麻木等症。

2. 外伤致病

由于机体突然受到外力作用，如跌、仆、闪、挫、擦、捻、碰、撞、击等，这些外在因素突然作用于机体的筋肉，轻者致不同程度的肌筋受伤，发生"瘀积"肿痛；严重者，或损筋削肉，或筋肉断裂，或致骨折，或损及脏腑，致受损部位的气血痹阻，经筋肿胀疼痛，日久筋失所养，可有肢软疼痛、活动不灵诸症。

3. 内伤致病

饮食不节、七情内伤、劳累过度等均可导致筋肉的病变而致经筋发病。

二、病机

1. 筋急

所谓筋急，主要是指人体筋肉组织发生拘急、扭转、痉挛、肿胀、强直等病理改变，临床多表现为十二经筋的痹证，以肌筋拘急疼痛、关节运动障碍为主要特征。

（1）寒毒 寒毒为阴邪，其性收引，经筋受寒毒则收缩而挛急，以致拘挛作痛、屈伸不利。

（2）肝气热盛 肝胆气热则筋急，脾胃虚弱则筋纵肝胆相合，肝主身之筋膜，由于饮食、情志等所伤，肝火内生，耗伤阴血，灼干筋膜，故拘急而挛。

（3）肝脉不荣 《灵枢·经脉》曰："厥阴者，肝脉也，肝者筋之合也，筋者聚于阴器，而脉络于舌本也，故脉弗荣则筋急，筋急则引舌与卵，故唇青舌卷卵缩。"肝血虚亏或厥阴经气绝竭而无力推动血行，则肝血不能循脉荣养筋膜，筋膜失养则干枯而挛缩，以致筋络拘强不舒，甚则致舌卷、睾丸挛缩等重症。

（4）扭伤劳损 急性扭伤和慢性劳损中医均称为"伤筋"。急性扭伤者，因气滞血瘀，筋气失调，而致筋急，表现为关节周围肿胀疼痛，关节运动障碍。慢性劳损者，因肝肾不足，筋膜失养，而致筋急，表现为肌筋拘急疼痛、关节活动不利。

（5）饮食所伤 饮食有所偏嗜，或肥甘厚味，伤及筋脉皮毛。

2. 筋纵

筋纵者，人体筋肉组织发生松弛纵缓的病理改变，临床多表现为眼睑下垂、口角歪斜、阳痿等一类以肌筋弛纵不收、乏力不用为主要特征的病证。

（1）热 热为阳邪，其性燔灼，易耗气伤津，气津不足则经筋失于濡润温煦，而致纵缓不收。

（2）脾胃虚弱 脾胃乃气血生化之源，饮食不节或思虑过度易损伤脾胃，脾胃虚弱则气血化生无源，经筋失于濡养则弛纵不收。如《素问·生气通天论》谓"因而饱食，筋脉横解"，《素问·痿论》曰"思想无穷，所愿不得……宗筋弛纵"。

（3）阳气损伤 《素问·生气通天论》曰"阳气者……柔则养筋"，经筋得阳气温养则柔韧刚劲。若阳气损伤，经筋失其温养则弛纵不用。如《素问·痿论》谓"入房太甚，宗筋弛纵"，《素问·生气通天论》曰"阳气者，大怒则形气绝……有伤于筋，纵，其若不容"。

（4）针刺中筋 若针刺时，刺中经筋，筋气受损，则可致筋纵，表现为肌筋弛缓不收、关节不用。如《灵枢·邪气脏腑病形》谓"中筋则筋缓，邪气不出"，《素问·刺要论》曰"刺脉无伤筋，筋伤则内动肝，肝动则春病热而筋弛"。

（5）营养乏源 由于长期饮食单一、饮食不规而致营养缺乏，肌肉、经络失缺濡养，痿软无力，则筋纵不用。

3. 机体自身活动过度引起的损伤

机体于弯曲、伸展活动，都离不开机体的肌、筋、膜、带的参与。任何肢节、肌筋的活动，都被活动量度及方向性等生理因素制约，所有超越肌筋的生理性负荷的活动，都可成为肌、筋、膜、带受伤的致病因素。

壮医认为，机体自身动态活动的"活动度"受到肌、筋、膜、带在机体活动的动、静力学因素影响。在机体的活动过程中，肌、筋、膜、带的牵拉应力线"超阈限"地作用于"应力点"时，便可导致"应力点"的损伤，而形成经筋病灶点。由于损伤后的病灶点具有疼痛性反应，机体为了减轻疼痛，产生"掣痛"反应，即产生保护性反射；而"掣痛"反应，进而导致继发性损伤。因此，经筋损伤由点到线，再由线到面，逐渐由面的一维向多维演进，最终导致经筋病变系列的形成。

壮医认为，经筋病灶点、病灶线及多维化的经筋病机衍变过程，是由于机体活动的动、静力学因素影响而发生病变的过程，亦即是"内伤"或自伤性疾患；多呈现隐性损伤形式，与外伤性疾病具有本质上的区别。"内伤"性和肌筋病证所致气滞、血瘀，导致的三道不畅通，两路受阻，影响了天、地、人三气不能同步，而产生经筋病证的复杂性及多样性，从而临床上表现经筋病证的特点。

经筋损伤后的痉缩性是经筋病的病理、病机基础。由于筋性痉缩，产生压迫累及性等特性，并且现有可查性的阳性体征。

4. 机体自身形态引起的损伤

壮医认为，机体长期保持一种状态或姿势，可以导致经筋病的发生。由于职业、工作等的需要，机体长时间处于一种形态下，经筋则因过劳而受到损害，这种损害就是肌筋劳损，也称静态性肌筋损伤。这也是肌筋病证常见的致病因素之一。静态因素所致的肌筋病证亦属于机体自身"内伤"性疾患，具有隐性损伤特点。

5. 机体"四维相代"失衡

壮医认为，如果机体因某一局部肌筋的受损，机体会产生"掣痛"反应，无论是"自然性掣痛"反应，或"强制性掣痛"反应，多会累及多个侧面反应，甚至是四个侧面均有累及，即四维象累及，导致"四维相代"失衡。

6. 经脉"节交会"调控失衡

经脉的"节交会"，是水谷进入谷道化生嘘勒及天、地、人三气同步运行的重要组成部分，广泛地分布于全身，起着"开阖"与"枢纽"的调控作用。其功能状况可直接影响到嘘勒的运行与渗灌。《灵枢·动输》云："夫十二经脉者，皆络三百六十五节，节有病，心被（彼）经脉。行阴阳俱静俱动，若引绳相倾者病。"经脉之营卫、嘘勒，昼行于阳经，夜行于阴经，昼夜循行于周身五十周次而复大会，计行程八百一十丈。如果遇到毒邪外侵或身体亏虚，均可影响调控失灵而致三道两路受阻、三气不能同步导致肌筋病变的发生。"节交"病变的形成，初期是气之滞引发血之涩，继而进入中期的气阻而血凝，导致脉道不通，相输之各级"节交"相失，趋向病变难解的"血气离居"或"血与气并"；经脉阻歇，筋脉同累，筋失所养，聚结乃成，坚而不散，堵塞一点；牵连一点，病变演进，变成一线；进而再变演，变成一片或一面。可见，经脉"节交会"调控失衡所致的病证，复杂多变，不可胜数。

7. 机体"气街"节段调控失衡

"气街"节段调控失衡，可以发生复杂的经筋病证。由于"气街"的气体枢转全失，其功能失衡，临床上产生以经筋挛缩掣痛为表现形式的复杂气病。《灵枢·卫气》曰："胸气有街，腹气有街，头气有街，胫气有街。故气在头者，止之于胸；气在胸者，止之膺与背腧；气在腹者，止之背腧与冲脉于脐左右之动脉者；气在胫者，止之于气街与承山、踝上以下。"即"气街"调控失衡所致的病证，具有广泛性、上及下、前及后与后及前等特点。

第三节　经筋病的临床症状与体征

经筋病的临床表现，包括症状及临床体征。在临床表现中，又有一般症状表现与特殊症状表现之分。临床体征又称阳性体征，壮医称之为经筋病灶。

一、壮医经筋病的症状

1. 常见症状

壮医经筋病的常见症状主要有局部酸胀、重坠、全身困倦、身疲乏力、麻木不仁，局部疼痛或活动受限等。

2. 特殊症状

经筋的特殊症状，系指经筋病变形成的筋结病灶点，产生对机体的不良刺激，以及挛缩的筋性病变所产生的累及性、演进性、隐蔽性、收缩失均性、症状类似性、牵张性、牵涉反应、凝结性、压迫性等的临床症状表现，具体表现如下：

（1）筋性疲劳综合征　是肌筋广泛性挛缩所导致的全身性重度疲劳感，多伴有头晕头痛、情志异常、失眠多梦或嗜眠、纳呆及胸腹不适等症状。但临床理化检测及有关检查均呈阴性的病症表现，多提示为机体功能方面的问题而不是器官发生病变。

（2）筋性眩晕征　由于肌筋收缩失均衡所致，尤其是头颈部的肌筋伸缩失均，致使患者感到头眩及摇晃感，但无旋转性晕感，诊查可于头颈部查及广泛性的筋结病灶，以消灶解结施治，速获病症消除。

（3）筋性视力降低征　由于眶隔及颞筋区的肌筋挛缩导致患者的视力降低或阵发性弱视，多好发于青少年，眼科专科检查一般无特殊发现。用壮医理筋手法施治后，可获临床治愈，但还需后续的自我调治和有效保护，才能根治。

（4）脏腑筋性类似病征　由于筋结病灶与脏器位置重叠或产生牵涉反应等，导致经筋病变的临床症状，酷似脏腑病变表现。但脏器的临床有关检查全阴性，经筋科称之为筋性类似病。常见有筋性梅核气、筋性类冠心病、筋性类肝胆综合征、筋性肝郁症、筋性类胃痛、筋性类肾绞痛症、筋性类风湿性关节炎等病证。

（5）气郁或气虚的筋性病征　由于肝气郁结而出现的胸胁苦满，或因肾气亏虚所致的腰酸腿软，皆可在相应的部位查及肌筋器质病变并存，称为气病中的筋性病变。用理筋法施治，收到气与筋病同功的疗效。

（6）隐筋征　即隐蔽的筋性病变，导致临床的疑诊误诊者。隐筋征是目前临床诊疗的多种难治病及病因未明疾患的致病因之一。例如肋端综合征、慢性疲劳综合征等。

（7）筋凝征　指肌筋长期挛缩形成固结的病征，类似西医学的肌凝块症等，常见于颞肌、冈上肌、冈下肌及小腿的肌筋等。临床出现相应的局部梭样型症状及结块体征。

（8）筋性累及征　包括筋肉系统病变自身累及，筋肉系统累及其他系统，和其他系统病变累及经筋等，多重内涵的病证。例如，颈侧属少阳经肌筋挛缩的病灶，可累及头面部及肩臂，出现少阳偏头痛及肩臂综合征；胸痛的足太阳经筋病变，可形成"心胸相引"征；臀部足少阳的筋挛结灶，可累及腰腿肌病症表现的临床症候；腰源性腹痛，常可查及腰部的筋结病灶。筋肉系统病变累及其他系统病变的发生，则表现出筋性病变与累及性病变并存的相应表现。在临床上运用综合消灶、系列解锁的舒筋方法，治疗脏腑病变、神经性病变、心血管病变等，疗效较好。通过舒筋方法治疗经筋系统以外的病证，也有较好的临床疗效。例如，精神疲劳导致的筋性疲劳，经筋科通过舒筋疗法手段，获得精神疲劳与躯体疲劳双解的功效；它比药物消除疲劳的疗效稳定、巩固。

（9）筋性后遗症　指中风后出现的单纯性肌筋病症，它同脑病与偏瘫有区别。单纯的筋性后遗症，用理筋法施治疗效满意。

（10）冷感与冷症　经筋局部性病变导致的气血阻滞，使患者觉得患病部位局部怕冷感或局部体温比正常体温偏低，称为冷感；而由于广泛性伤筋导致机体气血运行失常以至虚弱，患者出现全身性温度降低，称为冷症。冷感与冷症，皆是肌筋病变常见的一种类型。

（11）筋性紧张综合征　由于广泛性的肌性、膜性劳损所导致的肌筋挛缩反应，加上患者对反应的敏感，临床上可发生筋性紧张综合征。例如，骨骼肌紧张综合征、紧张性疼痛等。肌筋性紧张症候，是临床常见的经筋病证之一。

二、壮医经筋病灶

壮医经筋病灶，即经筋病的临床阳性体征，是经筋病证在体表某一部位的异常表现，壮医经筋学称之为经筋病灶。

1. 概念

经筋病灶，是在经筋体系所属的肌筋膜带及结缔组织等部分，由于人体软体组织病变所形成的临床病态阳性体征表现。由于人体的经筋组织结构体系庞大、成分复杂，起止、分布及功能各异，并形成纵横交织状态，故经筋病变的临床体征，具有广泛性和多形性等待点。所以，在临床诊查时，需要根据经筋的不同分布部位、组织性质，来加以识别和确认。

2. 特点

由于经筋病是在经筋体系所属的肌筋膜带及结缔组织等部分的软体组织病变所形成的阳性体征，故经筋病具有点、线、面、多维等特点。

在临床诊查中，经筋病灶常可分为四个类型：病灶点、病灶线、病灶面及多维性病灶。

（1）病灶点　是点性病灶，病灶一般不大。好发于肌筋的"左右尽筋上"、成角点、交叉点、摩擦点、受力点、小骨粗隆、骨游离端、关节周围及皮节点等。病灶粗糙样、小颗粒状、结节或"痛性小结"。小者若芝麻、粟米状；中者如绿豆、黄豆样；粗大者若蚕豆、马钱子样，边缘界限清楚，多呈硬结状，触压异常敏感及疼痛。躯体的分布较广泛，其病灶出现，同经筋病变部位吻合，但有主次及先后症状表现之分。例如，股内外侧远端的经筋上，常见其病灶点出现；病灶点的大小，与病情多呈正比相关系，当其病灶向上，即上段病变上升为主要病变表现。

（2）病灶线　是线性病灶，是临床常见的复合性病灶。好发于骨缝线及筋膜线上，例如颞上线、项上线、人字缝，胸骨正中、腹白线，半月线及脐下"五皱襞"等。此外，肌筋纤维病变亦可见线性病灶。病灶呈线样、竹片状、索状、梭状等。线型病灶中常伴存点形病灶。躯体及肢体的经筋循行力学线，是线性病灶的特殊表现形式。沿着经筋线做诊查，可查到"经筋各有定位""病各有所处"的远程病变规律。例如，足太阳经筋病变，可自颈、背、腰、臀及大小腿至足底，查出远程的节段性病灶。

（3）病灶面　是面性病灶，病灶一般较大，呈平面状，病灶可在肢体或躯体的同一个平面上查及，称为病灶面，是多经并病的一种病变表现形式。可能与肢体动态活动具有合力和线力作用的关系，病灶面一般至少有两条线的病灶并存，多者呈三线平面病灶分布，但并非在同一个平面上，病灶与三阳经或三阴经的经线非绝对重合。例如，臀部外后侧这个平面区域，常可诊查到三个病灶并存，但这个平面区域主要是足少阳经循行所过。因此，病灶面的查灶，不宜绝对拘泥于按经线循行诊查，而应以肢体动态活动的力学观来进行查灶。

（4）多维性病灶　多维，乃指具有两个平面以上维相的结构体。以人身躯体及肢体前、后、左、右四个侧面而论，则为四维构体；以阴阳拮抗面而论，则为两维构体。在机体的动态活动中，发生阴损及阳、阳损及阴的肌筋损伤甚为常见。因此，经筋学科确立了多维性查灶及治疗方法。例如颈部筋三角筋区的多维病灶；又如腰、腹、腿的三个筋区，呈人体中下部的三维构体，病变常发生联系，称为腰腹腿三角。这就是壮医经筋多维性病灶的类型。

3. 经筋穴位

经筋穴位，即是在经筋阳性病灶上使用的的针刺穴位，在形态及分布方式、使用方法、治疗手段等，都有别于中医针灸的腧穴。对于经筋穴位位置的确认，必须诊查到阳性经筋病灶后，方可进行治疗穴位的确定；而且，所确立的经筋病治疗穴位，可因人、因病而异；经筋病的施治法则，也不会局限于以固定的穴位来套治同类的病证，即选穴灵活机动。经筋的阳性病灶所建立的点、线、面及多维性构成的体系，既有局部性的点性、线性及机体一个侧面的面性腧穴，又有从机体的整体来确立多维性的诊查治疗法则，能起到标与本同治的作用。

4. 经筋病灶高发区

根据经筋病的特点，经筋病在人体中最易发病即高发区分布如下：

（1）头部　眶隔筋区，额筋区，颞筋区，耳筋区，枕筋区，顶筋区，面筋区。

（2）颈部　颈侧筋区，颈后筋区。

（3）肩背部　冈上筋区，冈下筋区，肩胛间筋区及华佗夹脊。

（4）腰臀部　臀筋区，腰筋区，臀外侧筋区，腰三角筋区。

（5）胸部　胸骨筋区，胸肋关节筋区，锁骨下筋区，外侧胸筋区，肋弓筋区，剑突及游离肋骨筋区。

（6）腹部　腹浅层筋区（按九区分划），腹深层"缓筋"筋区。

（7）上肢　肩筋区，上臂筋区，肘筋区，前臂筋区，腕筋区，指掌关节筋区。

（8）下肢　腹股沟筋区，股三角筋区，股筋区，膝关节筋区，小腿筋区，踝关节筋区，遮趾筋区，足底筋区。

三、壮医经筋病灶的特点

根据壮医经筋病灶的特点，经筋病灶高发区也有点、线、面和多维的四大特点。

1. 经筋病灶高发点

壮医在临床实践中发现，肌筋的起点及终止附着点（古壮医称为左右尽筋头）以及肌筋的交会点，常常是经筋病灶的高发点。例如，腓肠肌肌筋的承山交会点、髂肌与腰大肌肌筋于腹股沟（冲脉处）的交会点等。其次，肌筋的力学受力点，也是经筋病灶的高发点，例如，肩胛提肌肌筋颈椎 2~4 横突点、颈侧受力点及肩胛骨内上角点。而游离骨质点，也是经筋病灶高发点。例如，腰椎 3 横棘突、颈椎 2 横突、十二游离肋端、剑突尖端点等。而骨粗隆部位，如肱骨粗隆、肱骨内上踝、外上踝及股骨内外踝等，也是高发点。在这些部位均可诊查到经筋病灶点。

2. 经筋病灶高发线

在人体的骨缝沟、线则是经筋病灶的高发线。例如，颞上线、项上线、颅骨人字缝、冠状缝等。而经筋循行径线上也可以诊查到连锁反应型病灶。例如，手太阳经筋循经的头颈侧 – 肩背 – 臂肘 – 腕部的线性灶、足阳明的下侧腹 – 中腹 – 胸 – 颈部的连锁反应病灶等。一般情况下，沿着十二经筋的循行路径，均可以查到相应的线性型反应病灶。

3. 面性型反应病灶

面性型的病灶，系指在同一平面，可查到多经并病的病灶。例如，在手三阳经所循经的颈、肩、臂部位，常可查到三经并病的阳性病灶，这就是面性型病灶。

4. 多维性型反应病灶

多维，系指具备两个层次面以上的物理像结构，它构成物质的立体感。人体的构形，有前后左右四个侧面，呈扁圆形构体。肌筋在机体动态活动过程，皆多发生左与右、前与后的既是拮抗，又是协调统一的动作。故肌筋的损伤，具有多维性并存的客观规律。经筋疗法依据上述原理，在诊查经筋病灶时，确立起多维性的查灶消灶方法。例如，腰痛患者，既要做腰部及腿部的局部性及线性型病灶阳性体征的诊查，同时，也要对患者进行腹股沟及腹部深层"缓筋"的查灶。又如肩周炎患者，经筋疗法不仅着眼于肩周的局部体征诊查，而且还应对其颈、肩、臂的连带关系，依次进行前、后、上、下的四维查灶，及多维系列性"解锁"。

四、经筋病灶的形态特征

在经筋病灶的临床诊查过程中，首先要对高发病区域进行诊查，然后对病灶连锁反应区、线进行逐一诊查、排查。在此基础上，再对多维病灶进行诊查。这个查诊过程，是常见经筋病灶的诊查方法，诊查的正确与否严重影响临床治疗效果。

在诊查经筋病灶之前，我们首先要了解经筋阳性病灶有哪些形状特征？经筋阳性病灶，是经筋组织在病理状态下的生物体态变异。因此，阳性病灶的形态特征的形成应具备在原经筋组织生理形态的基础上形态改变这一特点。故临床可以通过"知其常则知其变"的正常与变异对照比较，进行识别和分类。

经筋病灶临床表现，多因人、因病、因经筋组织成分等的不同，而有所差异，但它具备可查及的形征。一般情况下，经筋病灶有如下的表现形式形态特征：

1. 粗糙状病灶

粗糙状病灶，是经筋阳性病灶的一种表现形式，临床较为常见。好发于经筋组织活动度较大、受摩擦损伤机会较多的部位。例如，腕关节的桡骨茎突远端、上胸胸肋关节附近周边、硬、软肋骨衔接处的筋膜等，是单调固定体位的职业病患者、超限阈活动量较大运动员、部队战士及体质较单薄的妇女等常见阳性的经筋病灶出现者。于患部诊查，可触知患处经筋组织呈粗糙样病态形征，用切拨法及指尖按旋法的诊查易于查出；切按时，医者的触感同患者病态异常感觉相吻合。粗糙样病灶，临床多处于隐蔽状态，患者常以其他症状苦诉而就诊，极易造成临床上的误诊。X 射线、CT、B 超等检查设备，对本类病灶的分辨力较低多不做阳性体征报告，已成为现实临床诊治的盲区之一。

2. 增厚型病灶

增厚型经筋阳性病灶，系临床常见的经筋病灶之一。其临床表现是经筋病变部位组织增厚，疼痛明显，反复发作，迁延不愈，急性发作期多伴随局部组织发生水肿，以至反应性轻微红肿。患者常以明确的定位病症求医，主诉的起病成因有挫伤、掗伤、跌仆及撞击病伤史等；亦可有自身不明其起病原因者。病程较长是本病型的一般共同点。好发于头部、胸廓、肢体远端及关节周围。用指尖切拨法诊查，可查出局部经筋组织增厚、硬度增加，以至局部隆突、周围水肿等。病灶面积较宽者，在查及增厚性病灶范围内尚可检到索样性的病灶伴存。增厚型病灶，除了局部疼痛、功能障碍等之外，临床上常因其所处的部位不同，产生牵涉性反应的多种不易察觉的症状。

3. 微粒样病灶

病灶呈芝麻状、绿豆样大小，好发于微小关节周围，浅而薄层的肌筋膜机体部位。例如，指关节、腕关节伸侧的骨性小关节，桡骨茎突远端及足跟关节周围的骨小突等，多系微小筋膜及微韧带附着点损伤所形成的筋结病灶，是造成关节炎混淆致因之一；筋膜性的筋头结灶，好发于颞筋区、颈项筋区、胸腰筋膜区及大腿外侧的阔筋膜张肌、胫前肌筋膜区等。

4. 颗粒及结节型病灶

病灶大小如黄豆、花生米、蒜粒、蚕豆样不等，好发于微小的肌性组织及尽筋头的附着点，如大皱眉肌、小皱眉肌、遮肌等；股内侧肌及股外侧肌于膝关节附近的尽筋头附着点；肱桡肌肌腱于桡骨远端的茎突附着部位等。肌肉及附着于骨性组织的膜性筋膜，皆有可能发生附着点的筋结病灶，但其疼痛症状导致患者主诉者，多在远端的尽筋头，是中医所称的着痹及西医学所称的骨性关节炎的常见致病原因之一。

5. 线样及竹小片状病灶

病灶细长。细者，若丝线样；稍粗者，若小竹片状；亦见呈小索样形状病灶。好发于颞筋区、后项浅筋膜、胸骨体前正中线、颞上线及人字缝等；腰部肋脊角及其附近，也是本病灶形征的好发区域；颈背及后上胸至肩前的线性样病灶，多由斜方肌的肌性组织形成，成为颈肌肌纤维炎的伴随病灶；后下胸的小片型病灶，常由所在部位的肌筋膜非菌性炎症所形成；额筋区的细长形病灶，多由所在部位筋膜及部分血管的质变发生。

6. 索样型病灶

病灶如索样，较长而弦紧，多在皮下触及，好发于腹部脐下"五皱襞"、腹白线、半月线及腹侧；腹部的索样病灶，常于肌筋膜联合部位查及，与筋膜联合的构形比较相称，但其正常的质地产生了显著改变。病灶增厚、挛缩、弦紧及异常的触压疼痛，导致浅层腹痛及以理筋法能将患者病痛解除等，说明腹筋疼痛是成为腹痛的原因之一。腹侧的索样病灶，多好发于膜性的肌束，以腹外斜肌的病变较为常见，其上结于下胸胸肋的致痛，常与肝气郁结及肝胆综合征混淆；其后下肋弓的"筋结"，常成为腰痛连腹的成因之一。肢体远端的索样型病灶，多见于相应的肌性、筋性及肌腱病变，于相应筋腱查灶，可获得有效查明。

7. 结块型病灶

结块型肌筋病灶，是一种机体常见多发的筋性阳性体征类型。好发于骨骼的肌筋膜、肌束膜、肌腱及肌间膜等的损伤部位，其形状大小根据原组织形态及损伤程度存在较大的差异。小者如黄豆形；中等者若马钱子、小板栗等；粗大的结块呈鸭腿形、棱状形、扁圆及长块形等。与现代医学的肌纤维织炎、肌凝块症等的病理形征相似。此外，还可能存在于部分滑液囊及脂肪垫等。结块型病灶的硬结块灶多呈点、线、面及多维性分布，其中足太阳经筋所循经的腿后侧及腰背脊椎两侧、足少阳经分布于侧身的肌筋，一般较易于查到其病情程度不同的阳性体征，并且多呈现颈点、肩点、腰点、臀点、腘窝点、承山穴位点等的重点区域性筋结。软块型的病灶，常好发于头部，成为不明原因性头晕头痛的致病原因之一。局限型的肌筋病灶，常有多种肌筋性综合征的临床体征。例如，冈上肌的结块可成为临床上冈上肌的综合症状及体征表现。广泛型的肌筋结块，临床上常可导致全身性症状出现。例如，可出现疼痛综合征、紧张综合征、慢性疲劳综合征等。

第四节　经筋病的诊查方法

壮医经筋病的诊查方法，是对经筋病阳性体征进行检查诊断的方法，简称为"经筋查灶法"。

一、概念

壮医经筋查灶法是壮医经筋专科所特有的疾病诊断检查方法，即为查找出经筋病灶所在部位的临床阳性体征，具体操作方法通过医者双手密切配合，直接触摸患者患处的经筋组织，以查明经筋病灶所在部位、形态特征，及其连锁反应规律，为进一步施治提供临床依据。临床实践表明，壮医经筋查灶的诊查方法具有灵敏度高、识别力强、定位准确、操作方便及实用、安全可靠等优点，是一种非常有效而又非常准确的诊断方法，有较强的实践性和可操作性，更易掌握和推广应用，是目前解决一些疑难病和经筋病便捷而有效的诊断检查方法。

二、要求和方法

1. 一般要求

（1）询问病史，体格检查，常规化检，以了解病人全身健康状况。

（2）对基础检查发现疾患可疑迹象，进行必要的特殊检查，以明确疾病性质。

（3）对经筋病证可疑的恶性病变及骨性病变，要加以鉴别和排除。

（4）进行经筋专科有关检查。如肌电图检查，电刺激兴奋点检查，经络测定仪检查，经穴区带检查，内脏皮肤反应区检查，经筋病灶诊查等。

2. 诊查顺序

患者一般取卧位（仰卧位或俯卧位），还可根据需要取侧卧位。医者在询问病史和体格检查的基础上，再进行经筋查灶法诊查。

全身性查灶，诊查顺序一般是从头部起始，延及颈、肩、胸、腹、背、腰及四肢。通过初次探查，主要了解患者整体经筋病变的基本情况，然后对经筋病的重点病区及继发连锁反应形成的体征部位，进行详细诊查，以全面查出明显的及隐伏性的阳性病灶，并做好病灶所分布部位的记录，为进一步实施"消灶"及"解锁"提供准确、可靠的依据。

局部查灶，则只需要在患者患病的局部及周边和可能累及的肌筋进行诊查即可。

3. 具体方法及技术要领

（1）具体方法　壮医经筋诊查方法主要是采用手触诊查法。医者两手密切配合，左手着重协助固定诊查部位及提供诊查之方便，右手根据所诊查部位的生理形态、肌筋的厚薄及层次、正常组织的张力、结构形状等情况，分别运用拇指的指尖、指腹及拇指与四小指的握合力（指合力），构成主要探查工具。同时，运用指力、掌力、腕力、臂力及肘力协调配合，对要进行诊查的区域做浅、中、深层次探查，即由浅而深、由轻而重，以循、触、摸、按、切、拿、弹拨、推按、拔刮、钳掐、揉捏等手法进行梳理探查。通过正常与异常的触觉进行对比，结合患者对手法探查所表现出的反应，可以识别阳性病灶是否存在，及其表现的特征、病变的部位所在与周围组织的关系等，以确定阳性病灶。对于一时难以辨清的病灶，需做反复的探查，或做会诊检查，或做特殊检查以确诊。对可疑细菌性感染、病毒性感染、恶性病变等异态病灶，要及时做相应检查（CR、CT 等），以确诊鉴别。

（2）技术要领　壮医经筋查灶诊查技术的基本要领：首先要对诊查的部位、区域的生理结构状况熟悉，才能心中有数，手下游刃自如；其次，要充分发挥拇指指尖及指腹的灵敏作用，并合理使用指掌及指合力的功能及作用；再则，必须双手密切配合，经过触摸、查找，能及时、准确地发现和辨认出阳性病灶及其准确位置；最后，还要具备有识别真假阳性病灶的能力，即通过触摸、诊查，将查出的"病灶"进行真伪辨别；然后，将查出的经筋病灶阳性体征，用经筋理论进行指导，推断疾病形成原因及性质，进而确认疾病的本质，为进一步确立治疗原则和治疗方法提供正确的依据。

三、常见经筋区域病灶的诊查

常见经筋区域，即是经筋查灶的常用诊查区域，是临床重点诊查的高发病灶区。一般分为广泛性伤筋及局限性伤筋两种进行诊查。广泛性伤筋者，要在身体多个部位的经筋区域进行诊查；而局限性伤筋者，则在局部进行诊查。

经筋区域的诊查，是经筋查灶法的基础；正确选择经筋区域，对经筋病的治疗具有重要意义。临床要根据经筋病的演变规律顺藤摸瓜，将原发性、继发性病灶及病变区域，进行逐一诊查。例如，偏头痛患者，除了对头部的眶隔筋区、颈筋区及枕筋区诊查以外，应把颈肩部的经筋区域同时进行诊查。常可发现颈肩部的伤筋牵连头痛阳性病灶，是医治筋性头痛不可缺少的连续诊查步骤。

在区域经筋查灶时，要特别注重经筋的起止附着点、交会点、狭窄点、成角点、拐弯点、摩擦点、受力点及应力点等的诊查；而且，对经筋循入的溪谷、凹陷、缝隙等，还要循着筋线的延伸方向加以追踪诊查，力求查出隐蔽状态（或者深层经筋）的阳性病灶。例如，头部眶隔筋区及额筋区之查灶，要对鼻骨内侧的上颌额窦，同泪骨之间的小筋膜，及眼内眦的肌筋，进行细致的切拨探查；然后将指合力的拇指尖，向眶内上角探查大皱眉肌是否也隐藏有"筋结"病灶；再把拇指尖沿着眶上沿，于眶上沿的中部及末部，探查眶沿的结灶；查完眶上沿后，再继续往攒竹、眉间印堂、眉弓、瞳子髎及丝竹空等的经筋循行线进行诊查；查完后再移向颞筋区进行查灶。

1. 颞筋区查灶

颞筋区，是头部颞侧病灶高发区域。该区的肌肉短小、筋膜丰富，形成薄而弦紧状态。宜采用拇指尖切拨的查灶方法。一般先从颞窝开始进行诊查，用拇指腹揉拨法，对颞窝，小皱眉肌等进行诊查，顺向耳前探索；然后对前颞肌、后颞肌、耳肌及颞筋膜诊查。诊查颞肌时，应从颞上线开始，沿着骨缝沟，探查颞肌附着；发现结点后，将指尖的半月形指甲尖，置在同额肌呈垂直切角，行切拨手法，将颞前肌、颞中肌，颞后肌及附属肌筋膜的索状病灶查清。按照力学原理，颞区自上而下，常发现颞前、颞中及颞后三个索状病灶的阳性体征，呈降落伞索状分布，由上而下地向颧弓深层集结。对于老年人及颞筋区呈现气血瘀结郁滞的病人，应进行颈筋区的脉管状况诊查，常可发现颞区浅层脉管异常变化，如脉管体积增粗、充盈度增加、管壁硬度异常等。若属于颈三角的少阳经枢转失调所致的颈肩部肌筋郁结，可通过理筋法疏解头颈部的少阳经脉，可获得满意的临床治疗效果。

2. 颈肩筋区查灶

主要运用"弓拤手"的揉捏法、拤掐法及按揉法等手法诊查，对整个颈部、颈肩部、肩部等区域进行逐一诊查。

3. 背、腰、臀、腿、肌筋丰厚区的诊查

主要采用掌力及臂肘力的按压法、切拨法进行诊查。要在查明经筋"各有定位"的病灶基础上，即查清"病灶点"之后，继之对经筋的病灶线及病灶面进行系统性查灶。例如，枕颈后侧肌筋的阳性病灶，多同时伴存肩部岗上及岗下、夹脊部、腰部、臀部三线病灶、大腿三线病灶、小腿部的经筋病灶及脚踝部经筋病灶等的远程线性病灶形成。故需做线性及面性的查灶，系统了解病灶的全面分布情况。

4. 胸腹经筋查灶

主要运用"弓拑手"对胸腹壁的肌筋、关节等诊查。常见的阳性病灶好发于胸大肌、胸小肌、胸外斜肌的起始附着点、腹直肌起始点、腱划及腹白线、半月线、腹肌同肋弓交叉点及脐下"五皱襞";骨与骨间的衔接部位,如胸锁关节、硬软肋之间的衔接部、剑突、游离肋端等,也常是阳性病灶的好发场所。

5. 腹部筋区的查灶

腹部筋区的经筋查灶,是壮医经筋腹部诊查的重要内容。

腹部经筋查灶诊查对象,是腹部皮下的肌性经筋组织,以及筋膜组织的病变反应所形成的临床形态特征。故此,腹部经筋查灶时,应在医者对病人进行医疗常规体检后的基础上施行。腹部经筋查灶,要对前腹及后腹腔的肌筋进行检测,分浅、深两个层次进行诊查。

按四线九区划分法分别进行探查。分区查灶,要善于运用指合力的拇指指腹及其指尖的灵敏度作用,将四指并拢构成与大拇指的弓拑形手置于腹壁,四小指作固定式的发挥弓形手的握力作用,让大拇指的指腹及指尖发挥揉抹、节按、弹拨等检测灵活作用。前腹壁诊查,患者取仰卧位,医者充分运用弓拑手拇指尖及指腹的敏感,对浅层的腹部肌筋进行抚触与轻揉,以了解腹部的大体情况及病者对壮医经筋腹部诊查的反应,继而进入分区域性查灶诊查及深层查灶。

腹部诊查的具体方法是:拇指尖诊查时,宜将半月形指甲尖置于与肌筋的行走方向呈垂直,以提高其分辨力。当发现腹部线型病灶时,应用追踪随检至其始末;发现颗粒型或块形病灶,要适当变换手形的诊查方法,以查明病灶的阳性形征特点。壮医经筋腹部诊查的主要对象,是腹部肌性组织、筋膜组织及机体在成长发育变迁时期的遗留痕迹物等是否产生了生物形征变异,即是否已经形成病灶。

壮医经筋腹部诊查的重点,是"三肌三线"及"五皱襞"的诊查。故在诊查时,应依据筋结及异常的疼痛,对"三肌三线"及"五皱襞"等重点经筋组织进行诊查。

常见的"三肌三线"及"五皱襞"结痛点分布规律,通常成三肌、三线、五皱襞病灶分布。

(1)腹部经筋三线 所谓腹部经筋三线,是以经脉及经筋循行线路而言,分别归属任脉、足阳明及足少阳的经线所辖。任脉线位于腹正中线,上、下通达,恰与腹白线重合,其病灶筋结点,自上而下好发生于剑突根、中脘穴、梁门穴及脐上1寸,多数呈结节形病灶;亦可见呈短线椭圆形筋结者。这些都不是手术所遗留的,可用切拨法诊查,以识别出明确的病灶界限。医者在进行病灶切拨时,患者局部会有异常疼痛感,与医者拨动病灶的举动相互吻合。足阳明经线及其互相表里的足太阴经线,似呈浅性的筋膜线,与腹部深层的肌性线"缓筋",形成表里对应关系,腹部的半月线构成腹壁第二线性病灶高发之线。半月线的阳性病灶,好发于它同肋弓形成的交角处、脐水平的外侧大横穴及下少腹。足少阳经循行于腹侧的线路,大致与腹外斜肌的膜质索相重合,形成腹部三线性病好发区域。其筋性病证,病灶位常于第10肋弓与第11肋之间起始,上向侧胸胁伸延,向下斜向下少腹,呈条索样型病灶。用抓拿手法,可将这一索样病灶提起,且异常疼痛,是侧腹腹痛及肝气郁结的常见致病因。

(2)腹五皱襞线 所谓下腹五皱襞线,是脐下正中皱襞线、脐内侧皱襞线(双),及脐外侧皱襞线(双)的合称。其病灶呈索样弦紧,下腹部疼痛期,线形结索病灶明显触及,其质地变硬，索样形征突出，呈异常的触压疼痛。

（3）腹部三肌病灶   腹部三肌病灶，是指腹直肌、腹外斜肌及腰大肌所形成的腹部肌性筋结病灶。

所谓腹直肌，是指位于前腹壁，起自肋弓，止于耻骨联合，跨越于前腹壁的肌群，是收腹的主要肌肉。腹直肌的劳伤病灶，好发于起始附着点的尽筋头、肋弓切缘、第一腱划形成的肌波、两脐下外侧（尤以左侧为甚）等处。病灶多呈结块型，亦有浅层的颗粒型，触察时坚紧而疼痛异常，是肌性腹痛的常见致因。

所谓腹外斜肌，是指位于两侧腹浅层，上部肌起于5~12肋骨表面，向下融合于腹腔筋膜及腹股沟韧带。由于腹外斜肌呈斜行性，肌鞘及肌膜丰富，活动度大，故较易受损，是肌质性病灶形成的多发和好发部位。腹外斜肌的病灶，多发和好发于起始附着点、肌索及与肋骨形成的交角点；是肝气郁结、原因不明的胁痛、侧腹痛、下腹痛及侧腰痛的常见致病因。

所谓腰大肌，壮医称之为"腹缓筋"，是指位于腹后腔腰椎两旁，起自腰椎体及横突，下肢髂窝与髂肌合为髂腰肌，止于股骨小转子的肌群，是强大的提大腿肌。由于其具有行程长、受力大、单独鞘膜、肌质内夹含有六条躯体神经之多等特点，是临床上常见的易损劳伤肌筋。但又由于其所处位置深层，触察不方便，仪器检查又缺乏特异性分辨力，故其损伤病征多易被忽视，是腹痛、腰腿痛的常见隐蔽致因之一。

腰大肌的肌筋查灶，是壮医经筋腹部诊查的重要内容，一般采用四点两面的方法诊查。即在进行腰大肌试验阳性基础上，分别以腹点、腹股沟点、侧腰点及腰背点进行查灶。腰大肌的腹点诊查，患者宜取侧仰卧，双腿曲屈，医者双手协调从脐部外侧腹由浅而深，运用揉拨手法，令拇指指腹逐渐靠向腰椎体外侧，对其腹段肌质诊查。在患者的协作配合下，常可触察到腰大肌的结灶形征。腹股沟点诊查时，病人取仰卧位，医者先从腹股沟三角，触到股动脉的搏动位置；然后将诊查指尖移向股动脉外侧，于上下左右的循拨手法中，探查该肌的腹股沟段结灶状态。该段的腰大肌经筋病灶，常常与其病情成正比表现，即结灶大小和病情的轻重成正比关系。腰大肌的侧腰点诊查，病人要取侧卧位，贴床的下肢伸直，另一下肢呈曲膝侧身向前俯卧，让膝关节内侧面着于床面，医者运用双手指掌的掌弓握力，用拇指指腹于腰三角向深层探查，常可于坚脊肌外前的腰侧，查及腰大肌及腰小肌的侧面病灶筋结状态。腰大肌的腰背点探查，病人要取侧卧位，常于腰脊，侧腰，胸腰筋膜点，通过竖脊肌向深层传导作用，进行间接探查。多运用肘尖按压进行探查，如果其起始部发生损伤时，肘尖探查点所探及的部位，患者会有疼痛的反应。

四、腰三角肋弓窝肌筋束劳伤经筋查灶法

腰三内肋弓窝，是指该三角的肋脊角形成的多层次肌筋集结部位。由于该部位的成角关系，躯体转动活动时，肌筋易于受损伤，常成为腰痛的致因之一。查灶时，病人取侧卧位。医者运用指弓扣力，对肋角面上肌束，行掐扣手法。可查找到（扪到）团块样的肌筋劳伤病灶，病灶自上窝角处向下侧腹伸延，逐渐形成为索样病灶形征。其肌筋组织，属胸腰筋膜，与腹外斜肌外后股的肌质融合组成。其根部病灶（结灶），起于第12肋骨根部后内侧，沿该肋下向侧腹伸延。根部的筋结团块显著，多呈肌凝块状，但体位不当，甚难触及，一般能够触及者的条件是明确解剖组织结构。诊查右侧时，令病人尽可能向左侧旋体，构成肋角顶尖部的充分暴

露；医者以弓拑手四小指合拢，掌尖向下，构成反勾式的自内向外拑掐方式，并作弹拨的分辨，可将病灶查明。

五、多维性病灶的诊查

病灶面及远程线病灶的躯体拮抗面，即三阴经与三阳经拮抗分布，是临床上多维性病灶形征的好发部位，多由阴阳多经并病所形成。经筋查灶法，注重了多维性的经筋病灶发生，并建立了多维查灶及多维系列解锁的诊查治疗方法。临证中，颈胸痛角及腰腹腿（臀）三角就是典型的多维面，故颈胸痛角及腰腹腿（臀）三角的病灶就是多维性病灶；而对颈胸痛角及腰腹腿（臀）三角的病灶的查灶方法，就是多维性病灶诊查法。具体诊查方法如下：

颈胸背三角多维性病灶诊查：以颈为中轴，颈刚肌分别斜行，并附着于上胸及背上胸呈三角形的两条不等边，肩关节间接联系于三角形底边的外侧。这种构体称为颈胸背三角关系。无论是头颈部转侧及肩部的活动，都直接或间接地以颈部为轴心，产生牵拉应力点的损伤。因此，颈三角肌筋损伤多同时并存。颈三角最常见的损伤肌筋是中斜角肌、颈部斜方肌、肩胛提肌及冈上肌。诊查时，宜用三角关系的多维性诊查。

腰腹腿三角关系：由于脊椎"腰曲"段向前弯曲角度较大，若以腰椎为轴心，则不难看出腰脊前三肌（腰大肌、腰小肌及腰方肌）、腰背三肌（腰髂肋肌、腰最长肌及棘肌）与臀部的臀大肌及梨头肌等，三者共同构成腰腹腿的不等边三角形关系。这种结构形态，无论是腰部的向前、向后活动，以及臀腿的曲与伸，都直接或间接地影响这个三角区的三个边。因此，腰、腹、腿三者的阳性"结灶"体征并存，并且三者的病征形成互相联系又互相制约的连带关系，故将其称为腰腹腿三联征。它是多维性经筋病灶的常见区域，也是机体动态活动因素所致的经筋病变的好发部位。经筋多维性病灶诊查，除了对腰、臀、腿的诊查外，还需要对腹部的"缓筋"进行病灶诊查，以免有所遗漏，影响治疗效果。

六、经筋查灶法的作用

经筋查灶法在壮医治疗经筋疾病的临床运用中，具有重要的地位和作用，是其他方法所不能取代的。具体来说，经筋查灶法有如下的作用：

（1）经筋查灶法，在明确经筋病证具有单纯型的经筋病灶及穴位点的基础上，深入查明复合型的经筋穴位，具有点－线－面－多维性的特点，这为经筋病灶的治疗确立了由点的局部治疗，发展成为点、线、面及多维性的整体施治，提供了科学依据。从另一个层面，说明了壮医天、地、人三气同步的观点和发病机理。此外，在临床运用中，通过对经筋病证的诊查和施治，不仅能将原发性病灶与继发性病灶并治和消除，而且还能收到标与本同治的临床疗效。

（2）经筋查灶法，揭示了经筋病证临床表现具有多种特性，如结灶性、瘀滞性、累及性及累及演进性、牵涉反应性、收缩性及收缩失均性、致疲劳性或紧张性、隐蔽性、压迫性、症状类似性等，能解决其他学科一些诊断不明的病证及临床所出现的诸多不明原因的症状的诊治问题，对推动传统医学的发展起到了积极重要的作用。

（3）经筋查灶法的应用，不仅揭示了多种难治病及病因未明的疾病存在有经筋病变的致病因，而且对于医治奇难杂症也有良好的临床疗效。

七、常见"筋结"病灶的阳性体征类型

壮医临床上，常见的"筋结"病灶的形态体征有 16 种类型，具体介绍如下。

1. 增粗增厚型

触察时，察觉筋性组织变粗变厚的体征形态。本类型病灶，所处位置较表浅，常见于头皮、下肢腓骨质侧的肌腱膜上、膝关节的胫侧副韧带与肌侧副韧带上面。在增粗增厚的病灶当中，可以触及微粗型的病灶。这一类型的病灶，常见的症状是局部发紧与酸胀、酸软乏力等。

2. 微粒型病灶

病灶体微细，如芝麻、绿豆样大小，触察拉直时，可以感知病灶有质很硬和比较松软两种。质硬的微粒型病灶，好发于指指关节背侧及足趾、足跗的背侧，属于骨性组织的籽骨及副骨的病灶体。由于籽骨与副骨都有微筋的附着，医者诊查时，应在察骨性组织的基础上，顺着微骨的顶点，向关节近端循查其微筋病灶。微粒型较为柔软的病灶体，好发于肌膜、腱膜及躯体的浅层能膜上面，这是一种数量很大、分布广泛的病灶，病灶体积的大小可因原发组织、病变程度不同而有差异，但只要运用得当的掌功手法，不仅可以在局部能查明病灶体的形态特征，而且还可以辨别出其组织来源。例如，在肌膜上查到微粒型病灶，这时可以判断它是"肌梭"的病灶；而在肌腱中查到的病灶，则可以认定为"腱梭"病灶；由浅筋膜查到微粒病灶，可以认定为浅筋膜或副韧带的病灶。上述较柔软的病灶，是由两种组织成分联合构成：一是膜性组织，二是运动神经的神经纽枢。由于神经支配肌肉、肌腱及筋膜活动，它们两者之间，必须构成物质组织的联合结构，有了这种联合组织结构，运动神经才能完成支配肌肉、肌腱及筋膜活动，以适应人体活动的需求。

3. 颗粒型病灶

颗粒型病灶，大小如玉米、花生米样大小，也可有像玻璃珠样的颗粒病灶。病灶表面较坚实，质地较硬。触察时，形态范围清楚，多种稍微隆凸的形态病灶与其相连的组织之间互相联系。颗粒型病灶，最常见发生于横纹肌的"尽筋"上面，即肌肉的两端附着点上面，壮医经筋学习惯称之为肌肉的 A–B 点。由于人体全身的肌肉共有 3000 多条，故肌肉两端附着的 A–B 点病灶，共有 6000 个之多。由于肌肉是人体生息劳作及一切活动的动力主要提供者，故肌肉两端附着的 A–B 点的劳损，在临床上十分常见。但由于目前中、西医对于此证都没有较好的诊断方法，而生化检验、仪器检测等也都未能给出确切的诊断，而肌肉 A–B 点的劳伤，在临床上又缺乏特异的阳性体征表现，故本类型病灶长期隐伏于肌体，容易形成人体劳伤总的潜伏病灶点。

此外，肌肉 A–B 点的劳伤，还可以引发肌肉的肌膜、肌群等的劳伤病变发生。故对肌肉 A–B 点的"筋结"病灶要有足够的认识，在临床诊查时，认真、细致查灶，及时发现，及时治疗，对有效防治这一种肌筋疾病有很大的帮助。

4. 线状型病灶

线状型病灶，病灶形态细小，如粗线一样长短不一，触察时可以察知病灶，从一端附着点伸向另一个方向延伸。例如颈质侧的左右两侧于颈椎横突的后沿，可以触及线状的病灶线，从颈向头部伸延，是颈神经纤维，向头皮分布的一种方式，触及病灶线体时，其反应比较敏感，可从后颈的颈部向头部呈放射性的反应。这种病灶发生病变时，常出现头皮疼痛或麻木的异常

感觉。线状病灶，尚可于头部颞区查到，在颞区最容触到线性病，是在颞上部向眼眉梢的方向查到，触察时病灶微细如线样，由颞部向眼外角放射，它是引起偏头痛及眼外角不适的常见致因。由于线性病灶属于神经纤维组织，一般不宜触察过重，更不应在针刺时刺伤这些病灶，以防万一。

5. 片状型病灶

病灶呈竹片样大小，质地较坚实，长短不一，在一个区域内片状病灶可呈节段性的分布。例如在人体的胸背及腰部的左右两侧，可触到自棘肌伸向胸腰后棘突的片状病灶体。片状病灶，多由筋膜性组织及微小韧带组成。在一个人身上，片状病灶很多，它多于肌肉与骨之间及关节的结构体上触及。例如，在所谓的心脏神经官能症的患者身上，可于患者胸前的胸锁关节、胸肋关节、胸骨体的正中线上，查到片状病灶，此外，于左肋弓的软骨上面也有片状病灶，只要这些病灶出现病变性病理反应，患者便可以出现"心胸相引"的症状。片状病灶，比较顽固，一是其数量很大，二是缺乏针对性的消灶方法，它很难自行消散。由于 X 射线、CT 等医疗仪器对片状病灶缺乏特异性的诊查方法，片状病灶在临床上常成为多种病因未明难治病的筋性因素致因。此外，壮医经筋研究发现，背部的片状病灶是造成早期驼背的主要致病因素。其致病的机制是，机体本身有一种保护骨质免受疼痛的自卫行为，由于片状病灶，是从背肌的肌筋膜伸延到背部的脊椎后棘实物质，于是人体便以肌筋的自身收缩来减免后棘突的疼痛，出现背部肌群的向后隆凸的现象，客观上便形成驼背的表现，俗称罗锅。这种肌筋性的驼背，在病变的发生早期，只要把肌筋的片状联系后棘突的病灶消除，背部肌筋自身收缩的病理状态，即可获得恢复松弛，功能也恢复正常。

6. 小索样型病灶

小索样型病灶，好发于斜方肌的肩段及背段的肌质上，如在人体的肩前区，用掌功手的诊查方法，即可在肩前发现斜方肌形成三条小索样的病灶，病灶革质样变化，其中有一条革质索，特别坚硬，触察时其革质平滑，有明显触痛感，但多处于隐蔽状态，患者并不发觉该处存在病变，只在医者触察时才显示出来。斜方肌背部的索样病灶，呈斜形的分布形态，于背胸 12 肋伸向肩胛冈。由于斜方肌是处在人体的最浅层，故病者在受凉、过劳时易查。

7. 粗索样型病灶

病灶形态似粗索，较长，较粗大，一般呈端直行走，也有呈弯曲的走向，既可见于机体及肢体的较浅层部位，也有深伏于较深的部位。常见的组织结构是条索样的肌肉，如竖脊肌中的棘肌、上肢前臂的伸肌；尚有较粗的肌腱，如腓骨长、短肌的肌腱，肩胛提肌的肌腱等。粗索样型病灶，病情隐蔽，查灶时可见肌囊膜或肌腱，呈条索样病变反应。

8. 团块样型病灶

团块型病灶，是查到的病灶呈现为一团状个体的病灶。病灶大小如雀蛋样，于局部隆凸，触察时手感突出。团块型病灶，好发于肌肉的肌筋膜，由于肌筋膜发生慢性积累性的劳伤所致。凡是劳伤的肌肉，都可以呈现这种类型的病灶，例如，大腿前侧的股直肌，其劳伤发生后，可于股直肌的远端向近端诊查，便可于宾韧带之后连续出现 3~4 个团块样的病灶，病灶坚实、肌膜紧缩、表面光滑、肌质变硬，是该肌肌膜及肌质同时发生劳伤病变的体征表现。又如，小腿外侧的腓骨长肌及腓骨短肌，当其劳伤时便可于其所处的部位，触察到 3~4 个单个性的团块。至于团块样病灶出现的症状，多以痹证及痛证的表现为主，严重者可伴发肢体活动功

NOTE

能障碍。而关于肢体功能障碍，临床上不应只考虑是由于神经的障碍所引起，同时也应考虑是由于肢体肌筋的因素即经筋病证所引起的。

9. 梭样型病灶

梭样型病灶，好发于梭状的肌肉，如冈下肌及太圆肌等。病灶呈梭状，一端较大，另一端较小，也属于肌肉劳伤的一种表现。由于发生劳伤的肌肉肌膜的痉缩，在梭型病灶上，可以触察到肌肉的 A–B 点肌质、肌腱及肌膜的变异病灶。这些病灶，随着劳伤程度的轻重，出现多种形态的"灶中灶"，即病灶之中又有病灶，诊查时要善于认识"灶中灶"的所处位置，因为"灶中灶"是这群病灶之中的主要劳伤点，它对神经的卡压最为严重，故将"灶中灶"消除即可获得对优势病灶的解除，呈现治病立竿见影的疗效。

10. 结团块型病灶

本型病灶，系指多块重叠的肌肉所发生的病证而言。例如，小腿后侧中段肌肉集群有腓肠肌、目鱼肌、胫后肌、屈趾总肌等。这些肌肉同时发生劳损，便形成结团块的病灶状态，从而使小腿后侧形成结团的硬结体征。结团块型病灶的临床症状表现：非常突出，它可使患者感觉到小腿如被绳索捆绑一样，既不舒适，又行动不方便，但做相关检查，多为阴性的体征反应。这是由于肌筋虽然发生了病变，但缺乏相关的认识所致；另外，虽经医疗仪器及有关化验检查，但呈阴性反应，故本病证多被视为不安腿综合征及病因未明性疾患。凭借经筋疗法对本病证的发生机制认识，并运用手式扫描诊查法，于病患的区域查到"筋结"病灶阳性体征的存在，能够确诊并运用理筋消灶的新型治疗方法，使本病获得治愈。

11. 薄块样型病灶

本型病灶，常见于头部前侧正中入发际的头皮组织形成的病灶。病灶较薄，形成方块状，但形态清楚，触察时可见病灶体形成厚薄比较均匀，质地稍坚硬，触感明显，但不疼痛，无外伤病史，无脱发现象，患者多伴发头晕头痛、入睡欠佳、记忆力减退等症状。头部的这种类型病灶，若医者认真诊查，常于患者的左侧发现冈下肌群存在明显的"筋结"病灶。由于目前尚缺乏有效的筋性病灶检查方法，患者多被诊断为神经衰弱、慢性疲劳综合征等而久治不愈。查明阳性病灶予以消灶解结的理筋疗法，效果显著。

12. 塌方样型病灶

所谓塌方，是形容病灶犹似山岭的局部性泥倒塌，致使病灶出现的局部形状改变相当明显，以至经脉循行通道被塌方的"土方"阻闭，"交通受阻"的人体肌筋病理改变的现象。例如，人体的股内侧肌，当其形成塌方式的病灶之时，不仅该肌的腿裂孔受到阻闭，而且患者同侧的冲脉下温足胫的功能也被阻闭，于是患者的肢体发生肿胀、冰冷等湿象表现，有的患者出现不明原因性的下肢软瘫，有的出现同侧膝关节肿痛，经久治不愈。

13. 波动型病灶

本型病灶，好发于头顶部，病灶早期局部仅仅稍微隆凸，日积月久病灶可像雀蛋样大小。其内瘀血，用针刺破皮，血液溢出往下串流，患者反而觉得非常舒适。这属于减压法的刺治，由于瘀血过多病灶内压增高，患者觉得局部明显不适，医者未加妥善治疗，故病灶拖延日久，以致局部发生肿胀为患。本型病灶，属于头皮静脉瘀血的血脉型病灶。

14. 静脉屈曲型病灶

本型病灶，好发于老年人的颞部，病灶形成静脉屈曲状的形态，触察时，局部触到质地变硬的静脉网块,外观可见屈曲的静脉迂回于耳前的颞区,患者多伴发头晕头痛、局部不适等,用放血疗法局部病灶易于消散。本型病证,患者多同时伴颈肩部的"筋结",应加以调理。

15. 扳机型病灶

扳机,即枪支扣发打出子弹的零件。以扳机作为病灶的一种类型,来表达病灶的特点,是指这类病灶具有一触即发的特性。扳机病灶,常见于人体颈前区,包括舌骨、甲状软骨、气管环等组织。患者于某次得上呼吸道感染后,经用抗生素等药物治疗,虽症状已经消退,但颈前区的扳机病灶并未消散,于是当患者再次患上呼吸道感染时,阵旧病灶首先发作,并引出一系列的症状及病灶同时发作。扳机病灶的体征,差异性较大,多呈微粒状的病灶体,可于舌骨外侧甲状软骨外侧、气管环的组织结构上查到,躯体病灶常于颈部、肩胛冈上、背部、腰部及下肢等处查到。扳机型病灶,与经筋"筋结"病灶,在体征形态上无明显区别,但在机体的反应及病灶的触察反应上有明显差别。

16. 瘀血样型病灶

病灶内藏有瘀血,瘀血积蓄较多者局部呈肿块,触之有波动感,多见于女性的头皮皮下瘀血。形态小者仅可触知,形态大者状如乌邱,刺之血溢;血出之后,患者主诉有舒适感觉。较常见的另一部位是老人的颞区,于该区可见静脉丛的高度曲屈,致使局部呈现出瘀血群的静脉曲张;多站、久站劳作者,其下肢亦常见瘀血型病灶。组织结构成分可分为静脉曲张型与微循环的毛细血管型,局部皮肤呈紫蓝色,严重者可导致静脉炎,甚至糜烂。

第五节　经筋病的治则治法

一、治疗原则

壮医经筋的治疗原则,是在探查经筋"筋结"点和"以痛为腧"的基础上,将经筋病灶点拟定为施治的主要部位,创立了"以灶为腧"的施术原则,并确立了理筋法、刺筋法、经筋拔罐法及三联施治法等为基础的经筋消灶解结法,也称综合消灶法,用以治疗各种筋性疾病。对一些疑难复杂的经筋疾病,由于多维性筋结点的分布特点,临床除了采用综合消灶法的施术方法外,还创立了"系列解结""多维解锁""整体调机"等更为复杂的壮医经筋施治术,从而能够使机体获得广泛的"舒筋减压"及"以通得补""全而疏通""通道养路""三气同步"的治疗效果。

壮医经筋手法的治疗效果,绝不是单纯的力量大小问题,而是运用手法与经筋部位的有机结合,不同的手法作用于不同的部位,力量是不一样的,患者的反应也是完全不一样的,治疗效果也会存在差异。所以,我们运用壮医经筋手法治疗时,必须做到刚柔相济、动力与静力结合。

经筋病的治疗,遵循以下的基本原则和手法原则:

1. 基本原则

经筋病治疗的基本原则:阳病解阴治阳,阴病解阳治阴;筋骨并重,调治相合。具体说来,就是阳经有病时,先松解阴经再治疗阳经;反过来,阴经有病,则先松解阳经然后再治疗阴经。由于筋与骨在生理和病理上有密切关系，肝主筋，肾主骨，肝、肾关系非常密切，有"肝肾同源"之说；筋伤与骨伤可同时发生，也可单独发生，并能相互影响。故临床治疗需要遵循筋、骨并重的原则，同时，对经筋疾病的治疗是针对不同的病因病机而采取不同的治疗手法，治疗前后的理筋手法调理是必不可少的。调理方法针对病因进行，有"釜底抽薪"之意，使机体恢复正常功能，天、地、人三气恢复同步。

2. 手法原则

壮医经筋治疗的手法原则：根据经筋分布区域与途径的病理改变和表现，进行顺经治疗，以"祛瘀、解痉、散结、复正"为手段，使经筋疏通，使"三道两路"运行畅通，气血归于平衡，使天、地、人三气恢复同步运行而达到治病的目的。

手法治疗的顺序，依据经筋病证的不同而不同。如果是四肢肌筋酸痛胀麻或疲劳不适等，如运动员或体力劳动者，一般手法是从头做起，先头背部到手足部的顺序；如果是脏腑疾病引起的经筋病证，则由下往上，即从足往头部方向治疗，先足部手法，然后俯卧治疗背部，之后再仰卧治疗胸腹、上肢，最后做头部手法；如果是局部疼痛或筋骨疼痛，主要是局部施予手法后，再行针灸或拔罐，或用药酒、药油外搽患处。施术时，可以以单手施术按压经筋的筋结点，或两手同时施术按压经筋的小阴阳、大阴阳。所谓人体的小阴阳，是指医者用经筋理筋手法治疗患者的单侧腿或单边手的经筋治疗方法；所谓人体的大阴阳，是指医者用经筋理筋手法治疗患者的两侧腿或两边手的经筋治疗方法。

二、治疗机理

壮医经筋疗法，是一种综合疗法、物理疗法，对患者而言，是一种被运动和机械刺激。肌筋属于机体的结构部分，其对于整体功能具有重要影响。例如：肌筋受到刺激后产生的强烈收缩，可导致经脉气血的滞留及淤积，其产生的疼痛对机体是不良性刺激。反之，肌筋的正常状态及收缩，对机是良性刺激，对整体机能具有调节作用。正是这样，当机体肌筋出现病理状态时，用手法对肌筋施以适宜的刺激，使之产生良性调节刺激，起到治病作用。由于肌筋是机体庞大的器官，良性刺激产生的反馈调节作用非常强大。经筋病的治疗机理主要有以下六方面。

1. 力的作用

从力学的角度来说，力的大小、方向和作用点是力的三要素；从经筋手法的角度来说，用力的大小程度，简称"力度"。壮医经筋手法的各种治疗手法都需要一定的力度去触动、刺激、作用于经筋病灶，没有一定力度的手法对经筋疾病的治疗是不起作用的；相反，使用过度的力度作用于经筋病灶，也会引起肌筋损伤，加重病情。根据经筋手法用力的大小，临床可分为轻、中、重三级，即在"力度"上轻度用力、中等用力和重度用力。用力的大小不但与施术者接触患者的面积大小有关，还与持续时间长短有关。一般来说，力与接触面积呈反比，与作用时间成正比。需要加大力度时应选择与患者接触面积小的手法和增加手法与作用部位接触的时间。

经筋手法所使用力度的强弱对经筋的功能影响是多方面的。从神经生理学的观点来看，缓和、轻微且连续刺激有兴奋周围神经的作用，但对中枢神经有抑制的作用；急速、较重且时间短的刺激可兴奋中枢神经，而抑制周围神经。所以，在临床实施经筋手法的过程中应根据这一生理特性，针对不同的经筋病证或筋结病灶的不同病理变化，采取相应的治疗手法措施。手法既要持续有力，又要刚柔相济，并且要贯穿于整个经筋治疗手法的各种技术操作过程。

2. 能量的转换

医者的手法作用于患者的体表、经筋或穴位时，患者的肌筋、穴位迅速作出反应，释放出一种能量，并通过火路的传导，反馈给"巧坞"，"巧坞"收到这一能量信息后，迅速通过火路传达指令，"三道两路"接收指令后迅速回应，快速进行能量的转变、转换，身体的自愈力得到迅速增强，活力增加；人体各部功能得到有效的调节，天、地、人三气恢复同步运行，疾病获得痊愈。

3. 通调火路

经筋手法作用于人体任何部位、肌筋及穴位所产生的刺激，均能刺激火路分布于体表的穴位，引起相应的冲动和反应，通过火路的传导让"巧坞"进行调节，从而反射性的引起机体的各种反应，使"三道两路"运行相互调整、相互协调，达到相对平衡，促进火路的传导和快速反应功能，使天、地、人三气同步运行而起到治疗作用。

4. 提高机体的代谢功能

经筋手法通过皮肤达到肌肉、韧带、关节囊等软组织，促进其代谢功能旺盛，改善组织营养，促进肌肉和骨骼的正常代谢。以增强肌力，改善韧带、关节囊的弹性，解除软组织的粘连，促进软组织内水肿的吸收，从而达到治疗的作用。

5. 加速修复损伤的软组织

由于经筋手法松解了紧张的软组织，缓解减轻了疼痛，改善了病变及相关部位的血液循环，促进病变部位水肿的吸收以及各种代谢产物的排泄，改善组织缺血、缺氧的状态，从而使受伤的软组织很快得到了修复。

6. 畅通龙路，促进循环

经筋手法通过经筋、穴位的手法按压、拨动和摩擦等作用，能调节和畅通龙路，使龙路功能增强，在一定的范围内促使血管扩张，外周阻力减小，血流增快，血流量增加，使肌筋组织局部血液循环得到改善，可以治疗软组织慢性劳损以及各种原因引起的废用性软组织挛缩，使软组织改变缺血、缺氧的状态，改善微循环，恢复正常的功能。

三、基本手法

壮医经筋手法，就是医者运用手势和手法，对患者躯体肌筋施行物理性的科学调理，通过具体的理筋手法，进行"查灶"和"消灶"，以达到防病治病和保健目的的方法。壮医经筋手法包括基本手法和理筋手法。

壮医经筋的基本手法，是于一切经筋治疗手法的基础手法，除了讲究手法的使用外，还特别强调手法的基本手姿势，手姿势的正确与否能决定了壮医经筋手法的临床疗效；同时，也是壮医经筋疗法区别于其他推拿疗法的重要之处。

壮医经筋基本手法常用的有弓掑手法、掌功法、指功手法、肘臂法、肘尖法等五种。

（一）弓掑手法

又分为单弓掑手法和双弓掑手法两种。

1. 单弓掑手法

单弓掑手法（图6-1），是壮医经筋理筋方法中常用的手法。其基本方法是以并拢的四小

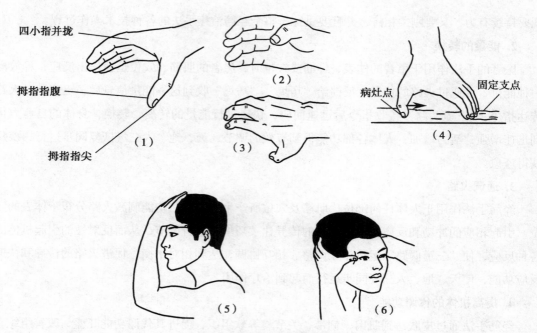

图 6-1　单弓扪手法手势图

指为一方，同大拇指联合构成弓形手势。在临床应用中，以并拢的四指指端作为用力的支持力点，然后充分运用大拇指的指尖或指腹，作为查灶及消灶的工具使用。由于拇指尖具有极高的灵敏度、极强的感知力及灵巧的操作能力，能够切入人体的溪谷深处穴位，其主要作用无物能及。故弓扪手法在理筋治病方面，具有特殊的使用价值和超强的功效。

2. 双弓扪手法

双弓扪手法（图 6-2），是壮医经筋理筋方法中常用的手法，是在单弓扪手法手势基础上发挥双手的密切配合作用而构成。双弓扪手法不仅能查明和消除微细筋结病灶，而且对于病变范围广泛的肌筋紧张带、紧张区及紧张线，均能获得良好的解除肌筋紧张和缓解作用。因此，

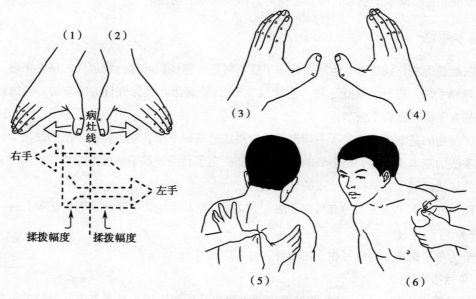

图 6-2　双弓扪手法手势图

双弓拑手法是解除筋性疲劳、筋性紧张综合征、肌筋膜紧张综合征、骨骼肌疼痛综合征以及与紧张相关疾患等最为有效的治疗方法。

　　在临床运用双弓拑手法时，应以病灶作为诊治目标，根据病灶的特殊形状，采用双手的拇指腹分别作用于病灶外围，先从外围向病灶揉拨探查，然后跨过病灶区域，继续双手交替揉拨病灶周围，待探查分清病灶的形态后，再施以其所需要的治疗量。一般来说，这个时候所使用的力度需要稍微偏大一些，但也不能使用暴力，以免过度治疗损伤周围组织。其治疗量或所使用的力度基本标准，应该是使病灶松解、症状消失、中病则止。

（二）掌功法

又分为单手掌功法和双手掌功法两种。

1. 单手掌功法

单手掌功法（图6-3），是以手掌功力为主要方法的理筋方法。它与弓拑手势的区别，主要在于用力的部位不同。掌功手势用力部位在于掌，运用掌合力对病变的肌筋或病灶，施行握捏、按揉、揉搓等手法加以施治。单手掌功法主要运用于病变部位较大的病灶区，如头颈、四肢、胸腹等部位的理筋治疗。

2. 双手掌功法

双手掌功法（图6-4），是在单手掌功法的基础上，充分发挥双手功能密切配合的一种理筋治病方法。

本方法除了运用双手掌功的握捏治病功效之外，很重要的一点是利用两手的对冲合力作用，同时对治疗部位加以前后或左右对向性的

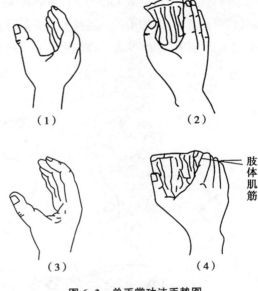

（1）　　　　　（2）

（3）　　　　　（4）　　肢体肌筋

图6-3　单手掌功法手势图

调节治疗，产生广泛而显著的舒筋活络功效。如头颈部的经筋病灶，运用双手掌功法进行施治，不仅可以缓解肌筋紧张，还可获得消除脑循环郁滞的特殊疗效。

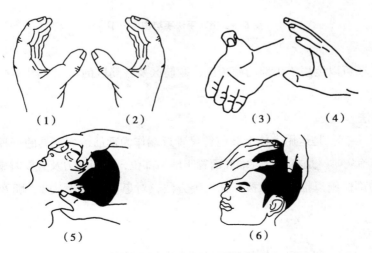

（1）　　　　　（2）　　　　　（3）　　　　　（4）

（5）　　　　　　　　　（6）

图6-4　双手掌功法手势图

NOTE

掌功法在具体运用中，具有方法灵活多变、施治范围和面积比较广泛、舒筋活络功效显著等特点。临床应用时，尚可针对不同的施治部位，在充分运用掌功手法之时，加用大拇指的指尖或指腹功能，可以收到更好的临床疗效。

（三）指功手法

指功手法，是运用手指尖的作用力作为治病工具的一种治疗方法。具体方法是：将手指尖置于施治部位，然后运用腕掌的压力及手指的收缩力，并依据手指的灵敏功能，分别探测经筋病变部位的集结性病灶。在查清病灶特点的基础上，充分运用上述的指合力作用，对病灶施以切按、切拨、揉按、揉拨等手法进行"以消解结"的治疗，使局部病灶消散，筋舒而络活，达到治病目的。

指功手法，在运用于治疗四肢小关节时（图6-5），可以在上述手法的基础上，将拇指的指尖与食指或中指构成指合力，并发挥指尖的点穴切治功能，对指掌的微小关节或足关节病变部位进行施治；其施治的重点位置，是关节背面四点微骨凸及关节囊。此外，对于少数伴发有指间肌及指侧肌筋病变者，亦需用此方法加以疏理。

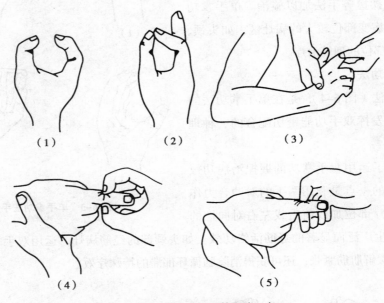

（1）　　　　　（2）　　　　　（3）

（4）　　　　　　　　　（5）

图6-5　指功手法手势图（一）

指功手法，还可以运用于头部的颅顶区、颞筋区及枕筋区的治疗（图6-6）。施治后即可获得局部的高度舒适感。

（四）肘臂法

肘臂法（图6-7），是运用人体上肢前臂尺骨近端作为理筋治病工具的一种治疗方法。运用本手势于理筋治病时，是将尺骨近端底面置于施治部位，利用臂力及必要时施加身体的重力为一体，于施治部位施以推拨、揉拨、揉按等方法，对患者的肩背、腰、腿及上肢施以理筋治疗。

（五）肘尖法

肘尖法（图6-8），即运用人体的肘部尺骨鹰嘴作为施治工具，对人体的腰背及臀部肌肉

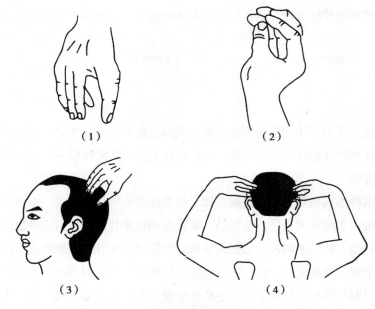

（1）　　　　　　　　　　　　　（2）

（3）　　　　　　　　　　　　　（4）

图 6-6　指功手法手势图（二）

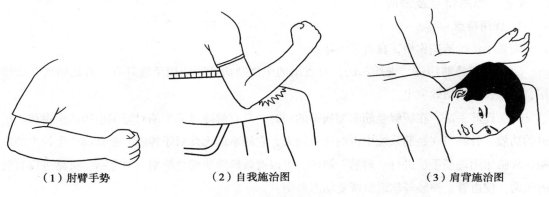

（1）肘臂手势　　　　　（2）自我施治图　　　　　（3）肩背施治图

图 6-7　肘臂法肘势图

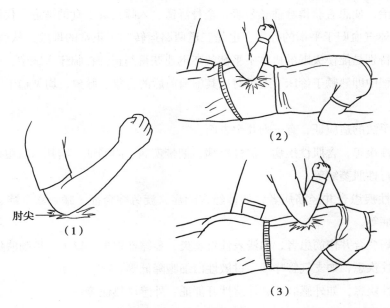

肘尖 （1）　　　　　　　　　　（2）

（3）

图 6-8　肘尖法肘势图

丰厚部位，施行理筋治疗的一种方法。运用本方法治病时，施治量十分讲究，一般以轻、中度为宜，防止暴力。

四、理筋手法

（一）概念

壮医理筋手法，系指运用徒手的施治方法，或运用简单的治疗工具，对躯体经筋病灶施行物理性的刺激，达到消除病灶目的的方法。壮医理筋手法是壮医经筋病治疗的具体实施手法。

（二）作用机理

壮医理筋手法的治病机理，主要是通过揉、按及捏等物理调理方式，以医者之气、力直接作用于躯体结构最庞大的筋肉系统，使肌筋、膜理受到外来气力的压迫、牵拉等作用产生反作用力，疏通三道两路，从而使病理性的肌肉紧张、经筋结节和气血阻塞状态，逆转为生理性的状态，从而气血通畅；与此同时，通过手法施治，使肌筋挛缩对周围组织产生的牵拉、压迫获得解除，肌筋本身和周围组织恢复了生理平衡，生理功能得以恢复，天、地、人三气恢复同步运行功能。

（三）作用特点及适应证

1. 作用特点

理筋手法的治病作用，具有下列特点：

（1）根据经筋病证"查灶"法，对查出的阳性"病灶"施用手法具有"直达病所"的作用，解结、消灶功效突出。

（2）理筋手法，在缓解经筋挛缩病态的同时，具有解除经筋挛缩对周围组织产生牵拉、压迫的功效。骨骼肌在经筋系统中占的比重很大，它的挛缩无疑对于神经、血管都产生较大的影响，故临床用理筋手法进行"理筋"调理，可以有效解除肌筋之挛缩，对龙路、火路进行有效的疏通，使血管、神经等软组织恢复动态平衡。

（3）理筋手法治病，具有调节整体机能平衡的作用。合理、科学、适宜使用壮医理筋手法对患者进行施治，使患者获得舒适感显著，全身舒适、入睡良好、食纳增进、代谢旺盛等，这是调整人体整体气血归于平衡的标志，也是三道两路运转归于正常的现象，从而达到天、地、人三气同步。特别是能使失眠的机体不平衡状态迅速获得纠正。在临床实践中，有不少的患者在接受治疗过程中即熟睡于诊床。通过对比其施治前后的舌象、脉象，均见趋于明显好转。

2. 适应证

经筋理筋手法的适应证，有下列几个方面。

（1）经筋性疾患，含肌性疾病、筋性疾病、韧带疾病、隐筋证、结扎术后腹痛、进行性肌营养不良、进行性肌萎缩等。

（2）功能性疾患合并经筋病者，如神经官能症、疲劳综合征、睡眠紊乱症、胃神经官能症、心脏神经症等。

（3）器质病变合并伤筋者，如浅表性胃窦炎、萎缩性胃炎、胃十二指肠溃疡等。

（4）免疫性疾患，如支气管哮喘、过敏性白细胞降低等。

（5）外感性疾患，如外感痧证、外感性肝郁证、外感风热证等。

（6）症状性病证，如慢性腹泻、慢性腹痛、腹胀、慢性消耗性疾病等。

3. 施治要求

壮医对经筋手法的要求是心明手巧、心手合一，即要达到所谓的"机触于外，巧生于内，手随心转，法从手出"的境界。经筋手法只有勤学苦练，才能熟能生巧；只有用心体会、日积月累，才能够达到炉火纯青。在实施理筋手法时既要持续有力，又要刚柔相济；既要沉稳到位，又要动静结合；既要手、肘相合运用，又要灵活、机动不泥古。并要贯穿在整个理筋手法的操作过程中，才能获取良好的临床疗效。壮医经筋理筋手法的作用效果及临床疗效，与手法运用正确与否以及手法的熟练程度密切相关。

壮医理筋手法在施治过程中，要求诊疗对象适应证明确，采用因人、因病、因证施治；选择施术项目适宜，运用手法适当，治疗程度切合实际，间隔时间适衡；医者要适当调动患者对康复的迫切性和积极性，并教患者力所能及的辅助锻炼配合治疗，加强自我调理；医患相互配合互动，可以加快病情痊愈，使患者早日恢复健康。

（四）常用的壮医理筋手法及实施方法

壮医理筋手法的实施，可以使用单一手法或多种手法联合使用；壮族民间传统的经筋治疗方法还常常配合简便的药物擦疗和外敷疗法并用。

临床常用的壮医经筋理筋手法有如下十种。

1. 按揉法

按揉法，为最常用的也是最实用理筋联合手法，即是按法与揉法的联合运用。按，是使用一定的按压力，对施治部位进行按压，直至经结病灶上；揉，是在按压的基础上揉动。这种按与揉相结合施治的手法，称为按揉法。

（1）指尖按揉法　以拇指的指腹作为按揉工具，施治以按而揉的动作（前后、左右或旋转揉动），适宜于较局限的治疗部位。运用指尖按揉手法施治时，应双手指合力相互配合运用，以达到最佳治疗效果。

（2）掌根按揉法　以手掌根部着于施治部位，进行按与揉的动作。可使用单手按揉或两掌重叠的双手按揉。适用于施治部位稍宽的治疗。

（3）臂部按揉法　以前臂近端的尺侧，着于施治部位进行按揉手法治疗。这是壮医经筋手法最为常用的手法之一，适用于线、面的治疗，即面积较宽、较长的"筋结"病灶部位治疗。

（4）肘尖按揉法　屈肘，取肘尖作治疗工具，置于施治部位进行按揉手法治疗，适用于肌肉丰厚的治疗部位，及"筋结"较深部位的治疗。

按揉法的适用证范围较为广泛，几乎所有的经筋病证均可使用按揉法进行治疗。临床运用按揉手法施治时，应因人、因病、因病灶部位的不同而施予适宜的治疗手法量度，尽可能避免使用力量强度过大而造成组织或器官的损伤。

2. 滚揉法

手半握空拳，以掌侧的小鱼际和掌指关节部分作为治疗工具，置于施治的筋结病灶上，进行往返滚动揉压的施治手法，称为滚揉法。

滚揉法主要是以腕部的滚旋，带动前臂及掌背呈滚动活动的一种手法，不应以手或臂的拖动进行操作，以避免术者的手与施治部位的擦伤。

3. 切疗法

切疗法，是以拇指指尖作为治疗工具，着于施治部位运用指合力配合腕力作用，对病灶部位进行切压、切拨、切弹、切揉等较为细致的施治方法。适用于点和线的病灶部位施治，如头部、关节、骨粗隆等部位筋结病灶的治疗。

4. 揉捏法

揉捏法，是运用指、掌作为治疗工具，对施治部位进行捏治之中加以揉治的动作，常用旋揉动作，使施治部位更为舒适的治疗手法。适用手、指掌可以拿捏的病灶部位治疗，如颈肩、上肢、下肢及腹侧等部位。一般可采用单手或双手相互配合进行揉捏。

临床应用揉捏法施治时，应先由轻而中至重，分步进行操作，治疗力度、量度应以病者能够承受为准。在揉捏颈部时，重点揉捏颈后侧三线，尽量避免重力压迫颈前侧动脉。

5. 揉搓法

揉搓法，以整个掌心作为治疗工具，联合使用揉法与搓法为治疗手段的方法。揉搓较广泛病变部位时，常以手掌掌面根部为治疗工具，对施治部位施行往返性及旋转式的揉搓；对肢体的揉搓，常需双手相互配合，左手着重于固定肢体，并协调右手施行揉搓手法。

揉搓手法在治疗经筋病灶，只要求对病灶起到初步的松解作用，为进一步"消灶"打下基础。

6. 弹拨法

弹拨法包括指弹拨法和肘尖弹拨法。指弹拨法是运用双手的指合力，首先以拇指弹施行平衡性的揉拨，继之以垂直揉弹拨的手法；肘尖弹拨法是运用双手的合力，以一侧肘尖首先施行平衡性的揉拨，继之以垂直揉弹拨的方法。

弹拨法主要用于筋结病灶的松解，针对"结灶"进行弹拨，由浅而深地逐层将"结灶"解除。

7. 拍打法

拍打疗法，是徒手或用自制的简便医疗工具，对施治部位施行拍打，使治疗部位潮红充血、血脉疏通，而达到治疗疾病的目的，是一种简单而有效的治疗方法。

使用徒手拍打时，常用右手的掌指背作拍打工具，施术时，患者取坐位或卧位，术者采用站位，稍向左侧身，用右上肢指掌背，对施治部位施行拍打。拍打的施术要求：一是四小指合拢；二是善于运用掌力；三是腕部活动灵活，使指掌背真正地成为拍打工具。

拍打用具，一般以幼细的柳枝条一握，用纱布捆绑成为拍打工具。拍打工具的长短以60~70cm为宜，粗细以适合手握为度。施行拍打时，以右手执握工具的一端，工具的另一端对准施治部位，施行拍打要善于运用腕力的灵活性，对治疗部位进行适宜量度的拍打。

拍打疗法，常用于颈肩、腰背及肢体等部位的治疗。

8. 擦疗法

擦疗法，是常用的传统治疗方法。其方法是，以手掌的大鱼际或小鱼际着力于施治部位，施行擦拭动作。

动作要领：患者卧位或坐位，医者以鱼际部或掌心，着力均匀地缓慢移动、往返擦拭；用力持续，动作连贯，实而不滞，滑而不浮，直线擦拭，并施加暗力的内动功，重点施于紧弦的"筋结"部位。

擦疗法除施行徒手的擦拭之外，可适当配合使用功效良好的外用药酒涂擦，再行擦疗。此外，运用姜片、生木瓜等作为擦疗工具，既可对面积较细小的病灶部位施治，又可获得药物外用协同的功效。

9. 抓拿法

通过移动、活动手掌及掌指关节，将拇指与四个小指形成指合力，五指和掌相配合，通过进行压、推、抓、拿的手法变化，达到治疗效果。抓拿法主要运用于头颈部、颈部、肩臂部、手臂和腿部的治疗。既可以通经筋之阻塞，又可以散瘀消结止痛。

10. 综合手法

所谓综合手法，是指对中、深层的经筋，所运用的综合施治方法。综合运用，即医者据患者经筋病证的需要，针对不同部位的病灶，选用多种不同的理筋手法，进行综合施治的方法。

临床可以根据施治的部位，灵活运用与病灶相适宜的基本手法或综合手法。

（五）基本功练习

壮医经筋的穴位遍布全身，在临床中要熟练地掌握这些经筋及其穴位的着力点位置和作用，是需要医者不断通过临床实践、探求、研究才能熟练掌握和运用的，理筋手法的熟练运用程度不仅可以直接决定临床疗效，而且还可以间接地影响着施术者体能的应用及健康。临证中选择姿势正确，手法合理，不仅施力轻巧，而且还能起到四两拨千斤的效果。所以，如何让医者有限的体力发挥更大的作用，而且又能保持其最佳的体能，以便施术时能做更大的功力，这就需要医者要具备有基本的体力、良好的体能和掌握基本的技术技巧。而基本体力的锻炼，可以通过体育锻炼、武术练习来增强体质。而且，还要具有运用指力、腕力、臂力及技术技巧的基本功夫。

常用的壮医经筋理筋手法基本功练习功法如下：

1. 乾坤掌功法

壮医乾坤掌功，是壮族古代手法的基本功练功方法，不仅能提高身体的基本素质，而且对指掌功力的训练有良好的增强作用。具体的功法可按下列动作姿势进行练习。

（1）起势　身体自然直立，两腿叉开，与肩同宽；两脚平衡，脚尖微向内收；两手自然下垂于大腿外侧；两眼正视远方，头正项直，下颌微向下收；挺胸收腹。姿态自然，精神集中。

（2）蹲裆握拳　承继起势姿态，双腿屈曲半蹲，呈骑马蹲裆势。将双手握拳，掌心向上，两肘置于两肋胁，紧靠侧身，自然保持挺胸姿势。

（3）穿掌捏空　承上势，先将右手手掌，由拳势变为伸掌向前平伸，掌心向下；然后进行下列动作：伸腕仰掌，指曲捏空，握拳屈腕，旋臂穿掌（向左侧），回手握拳。而后，按以上方法，做左手的相应练习动作，但旋臂伸掌向右。

（4）托天摘星　承上势，将双手同时从胁部的握拳势，向肩顶耳侧方向尽伸，掌心仰天，呈托天状；再由伸势五指呈摘星势。

（5）海底金钩　承上势，将手由上伸位作钩形内旋，并向外侧打一弧圈，至身臀下。

（6）压地飞　承上势，将钩手变为散掌，双手掌心向地面。呈腾姿势。

（7）双峰贯耳　承上势，将双手分别向身体外侧作半弧形向上运动，旋至两耳侧边，作握拳姿势。

（8）收势　承上势，将两手由握拳变为散掌，从耳边顺前向下至立正位。

2. 指掌功法练习

壮医经筋手法讲究的是手指功夫与手腕功夫的互相配合，即指掌相合，故有一定的技巧性。壮医在运用手法理筋治病时，不仅要有娴熟的手法，而且还要有较强的指掌功力。而要达到一定的功力，就必须进行指掌功法练习，而且要持之以恒。练习的方法是：尽力张开五指，并向后伸，然后慢慢回收呈曲指握拳状态，继之是曲腕旋臂，以增臂掌及指力。每天有空时即可进行指掌功操作训练，随时随地均可练习，每日数次，功夫自然。壮医指掌功法练习见图6-9。

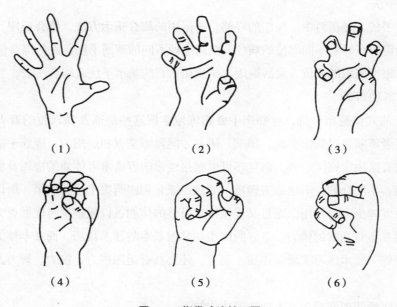

（1）　　　　　　　　（2）　　　　　　　　（3）

（4）　　　　　　　　（5）　　　　　　　　（6）

图6-9　指掌功法练习图

（六）壮医理筋手法图解

1. 眶隔筋区理筋手法及图解（图6-10）

（1）眶隔筋区，乃指眼眶外周的肌筋区域。包括眶上缘、眶下缘、眶外角、鼻眼间沟等。

（2）从经络循行而言，十二条经络皆与眼睛发生联系，并有足太阳经脉等入颅入脑。足太阳经筋与足阳明经筋分别循行至眼，形成眼的"目上网"及"目下网"。

（3）疏通眼眶周围的肌筋，使之筋舒而络活，于对改善和调节眼睛及大脑的内外环境生态平衡，具有显著的作用。

（4）眼眶周围的理筋施治适宜于治疗眼疾及脑病。尤其对假性近、怒肉攀睛、鼻睫神经综合征、慢性泪腺炎、慢性副鼻窦炎、慢性结膜炎、视网膜炎、眼视神经萎缩、外展神经麻痹、早期白内障、阵发性朦视、不明原因性头晕头痛、睡眠紊乱症、神经衰弱等临床疗效突出。

（5）眼眶理筋施治时，操作宜柔缓而细致，避免直接接触眼球，慎防伤害眼睛。

2. 颞筋区理筋手法及图解（图6-11）

颞筋区位于头部前外侧，属少阳经所辖。肌筋特点是：薄而紧弦、紧张性分布，气血易发生阻滞，形成突出"筋结"病灶点、病灶线及紧张带，导致偏头痛、头脑气血郁滞。对于改善头部、眼部、面部及颈肩部等区域的生态平衡，具有实际的医疗效应。

颞筋区理筋，用于治疗慢性偏头痛、颞动脉炎、不明原因性头痛头晕、神经衰弱、视力下降、牙痛、颈肩部疼痛、智力降低、老年性痴呆症、弱智儿童、机体功能衰弱等，疗效显著。

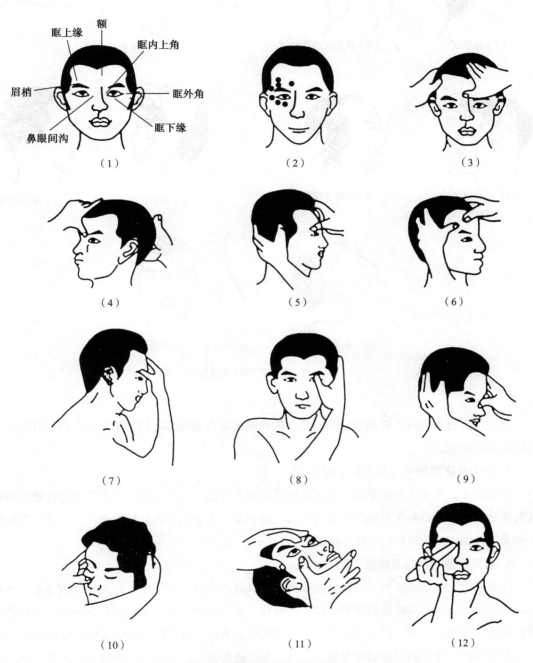

图 6-10　眶隔筋区理筋手法图示

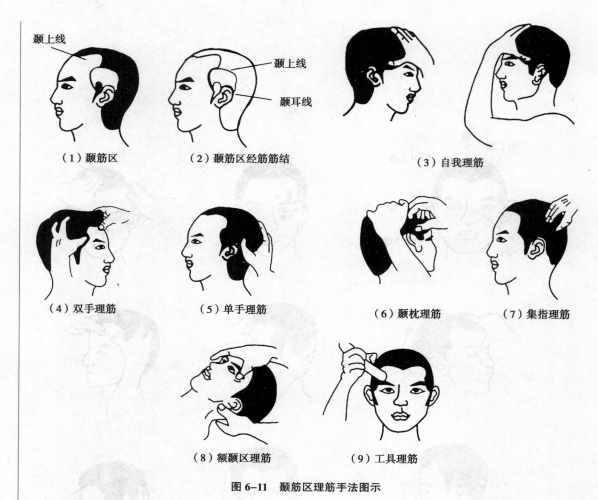

图 6-11　颞筋区理筋手法图示

对颞区施行理筋时，首先宜查明病灶，根据病灶特点进行综合性手法加以调理，并配合其他筋区同时调理。

3. 颅顶筋区理筋手法及图解（图 6-12）

颅顶筋区，位于头颅的顶部，有督脉线自后向前经过，为人身阳气分布的重点区域。颅顶区的筋结病灶，多分布于督脉线及其两侧旁。理筋前，先查清病病灶所处部位，尔后依据病灶不同类型分别加经消灶解的不同手法施治。

4. 枕筋区理筋手法及图解（图 6-13）

枕筋区位于颅脑的后侧，以枕外粗隆为中心基点，穴位是八字型，向枕外两侧分布，呈枕上区及枕下区的筋结病灶分布态势。枕上区病灶，多呈从枕后上部向颅侧呈放射状，沿着骨嵴溪骨沉状。诊查病灶时，宜运用指尖的微小结构作为查灶工具，以切拨的方法，将深伏的微筋结灶分别查出，继之仍以指尖作为施治工具，分别进行消灶。枕区病灶的敏感性较高，施用理筋手法消灶时，要找到敏感点首先予治，疗效突出。

5. 颈肩区理筋手法及图解（图 6-14）

颈肩筋区，是人体上连头部、下接胸背及上肢的重要区域。

颈侧区分为四个区域；以第三区作为理筋施治区，第二及第四区未禁治区。

颈区的施治，常用弓拊手法及掌功手法，分为颈侧及颈后筋区加以施治，要分清颈浅层及

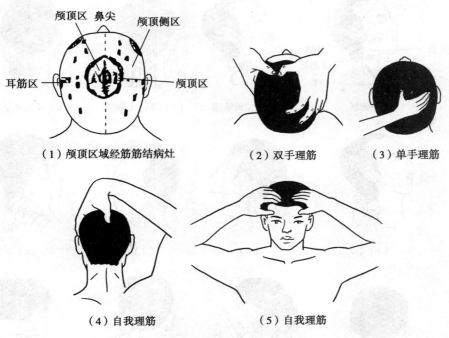

（1）颅顶区域经筋筋结病灶　　（2）双手理筋　　（3）单手理筋

（4）自我理筋　　　　　（5）自我理筋

图 6-12　颅顶筋区理筋手法图示

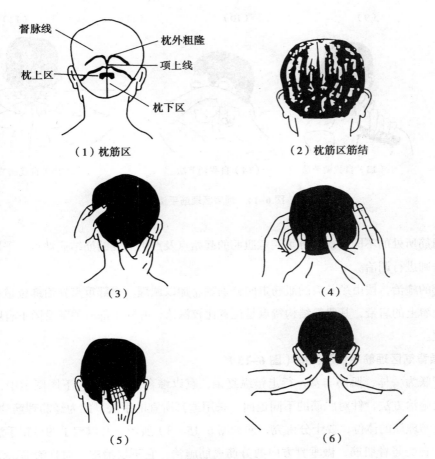

（1）枕筋区　　　　　　（2）枕筋区筋结

（3）　　　　　　　　　（4）

（5）　　　　　　　　　（6）

图 6-13　枕筋区理筋手法图示

NOTE

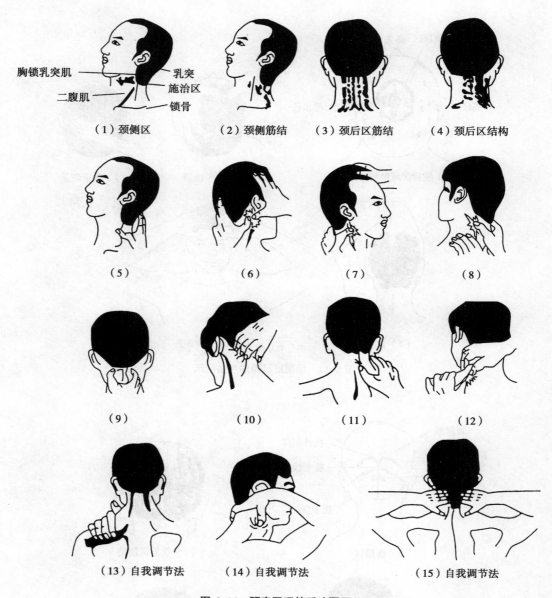

（1）颈侧区　　（2）颈侧筋结　　（3）颈后区筋结　　（4）颈后区结构

胸锁乳突肌

二腹肌

乳突

施治区

锁骨

（5）　　　　　（6）　　　　　（7）　　　　　（8）

（9）　　　　　（10）　　　　　（11）　　　　　（12）

（13）自我调节法　　（14）自我调节法　　（15）自我调节法

图 6-14　颈肩区理筋手法图示

颈深层肌筋所处的不同层次，分别注意肌筋的起始点及产生病变的筋结病灶点，采用"以灶为腧"的法则进行调治。

肩部的施治，按由颈及肩的肌筋走向分别顺序加以调理。肩部重点施治部位是肩上部的浅层肌筋及肩上的肩带，其肌筋结构特点是位置比较深伏，并同颈部肩关节及冈下有联系宜合并加以调理。

6. 腰背筋区理筋手法及图解（图 6-15）

腰背联为一体，肌筋丰富，行走错纵复杂，宜以综合方法施治，下图图示中，运用了多种手法及施治方法，针对肌筋的不同走向，采用适其所宜的手法，此为经筋理筋的特点之一。此外，经筋理筋的体位，要十分讲究，便如图 6-15（3）所示，乃以双手的弓拊手法，对背部纵行于背脊的竖脊肌筋，做垂直方向的分筋离筋施治，它不仅治皮，而且治筋、治膜联系在一起。如对腰部的施治，采用侧卧体位，用肘臂法，在理筋基础上加以"固灶行针"，施治直

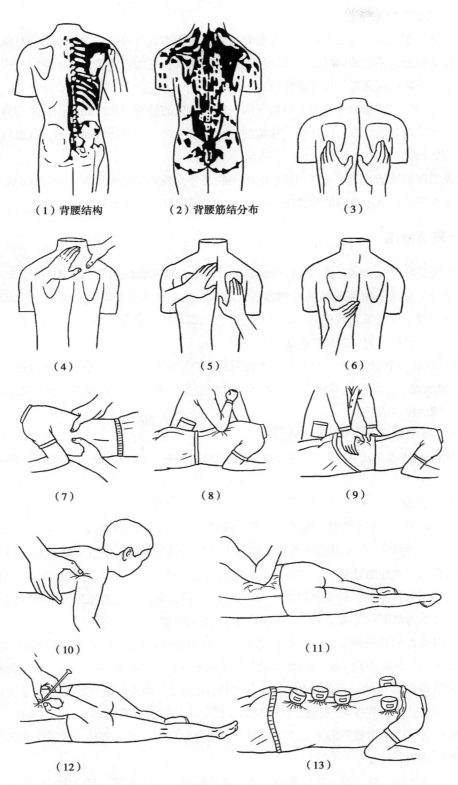

（1）背腰结构　　　　（2）背腰筋结分布　　　　　（3）

（4）　　　　　　　　（5）　　　　　　　　（6）

（7）　　　　　　　　（8）　　　　　　　　（9）

（10）　　　　　　　　　　　　　（11）

（12）　　　　　　　　　　　　　（13）

图 6-15　腰背筋区理筋手法图示

NOTE

达病所，再加以拔罐治疗，发挥各单项疗效基础上"多项功效"协同作用，较单一疗法效果明显。

7. 胸膜筋区理筋手法

胸膜部位于人体前侧上下相连，以肋骨为界，内为胸腔及腹腔，理筋施治的对象是胸壁及胸壁的浅层肌筋，不做腔内脏器调理，但对腔内脏器位置应加以熟悉，并于诊疗过程分清腔内外的病情，明辨病症来源，提高诊疗质量。

胸膜部理筋，常用单手及双手弓拑手法，针对常见的筋结病灶所处部位，采用拇指尖或指腹，首先查明病灶的特点，以切拨、揉拨的方法，疏通结灶，令筋舒而络活，气血流通，阴阳合调，痼疾乃除。

胸膜的理筋施治，除了注重胸膜肌筋的关联之外，尚应根据胸与背、腰与腹的筋脉互相关系，采用胸背并治及腰腹同治的方法加以调治，方可获得标本并治的疗效。

五、针刺消灶法

壮医经筋针刺消灶法，也称壮医经筋针刺疗法，是针对壮医经筋"结灶"形成的生理病理特点，进行"解结"治疗的经筋针刺方法，依据"筋与脉并为系"治疗原则，实施经筋针刺手法。其主要治疗对象是经筋病证，其直接施治的部位或穴位是经筋"病灶"，其主要功能是"消灶解结"，故称之为"消灶"疗法。

壮医经筋针刺消灶疗法，具有施治目标明确、直达病所、效力集中、消灶力强、善于"解锁"、起效快速、疗效巩固等优点，基本体现壮医经筋"特效穴"群体的临床疗效，达到"灶去病除"的治疗目的。

（一）施治原则

在壮医经筋临床应用中，使用针刺消灶法治疗经筋疾病时，必须依照以下的施治原则进行。

1. 以灶为腧

"以灶为腧"的施治原则，即是以经筋"病灶"作为施治的针刺穴位。这一施治原则主要来源于《黄帝内经》。在《灵枢·经筋》叙述十二经筋循行途径、病症表现之后，对经筋病证均明确的提出"治在燔针劫刺，以知为数，以痛为腧"的治疗原则。这里所说的"燔针劫刺"，主要是指使用火针施治，以驱寒散邪；而"以知为数"，则是说明要依据患者感到疼痛的具体情况作为施治的量度；"以痛为腧"，即以痛点作为治疗的穴位、部位。

痛，即患者的自身感觉，属经筋病变的一种临床表现症状，"以痛为腧"明确指出了以疼痛点作为施治穴位的原则。而"以灶为腧"的施治原则，则是壮医经筋学在"以痛为腧"的基础上又创造性地提出的一个新的治疗原则，创新和发展了经典理论。壮医经筋学所说的"病灶"，是经筋病证的阳性体征表现，壮医经筋治疗学以此作为针刺施治的穴位或部位。

壮医经筋"以灶为腧"的施治法则，具有施治直达病所、效力集中、疗效显著等优点。具体特点和优势如下：

（1）具有施治目标明确、定位准确、施治直达病所、得气显著、起效快速的特点。

（2）具有医者与病者统一认定的客观指征。当医者以针刺达治疗"病灶"时，医者的针感同患者的感觉同步出现。与"以痛为腧"的针刺治法相比较，"以痛为腧"主要是依赖患者的主观感觉为主，而"以灶为腧"则凸显医、患的感觉同时存在和同步显现，具有明显的区别和优势。

（3）"以痛为腧"，由于病者的痛感差异，痛点可能是病证之标，亦可能为本，缺乏固定的治疗穴位，常规疗法难以确立。而"以灶为腧"法则，则具有病灶定位的规律性，便于常规施治。

2."根源病灶"与"连锁反应病灶"相结合

所谓"根源病灶"，是指由于经筋病证本身所形成的主要病灶；所谓"连锁反应病灶"，则是指由根源病灶所引起的继发性病灶。对于经筋病灶"根源病灶"的治疗，采取的施治原则是"消灶根治"；而对于经筋病灶"连锁反应病灶"的治疗，则采取"消灶解锁"的施治原则。在临床应用"根源病灶"与"连锁反应病灶"相结合的施治原则时，可两者同时结合使用，以达到标本兼治；也可以各有侧重，标急者，则解锁于先，然后再予治本的施治原则。

临床应用"根源病灶"与"连锁反应病灶"相结合的施治原则，实际是将局部治疗与机能调节相结合，即将局部病症所导致的全身功能变化进行同时的治疗和调节。此外，某些经筋病证是由于全身功能失衡所引起，故在诊查和施治时，要进行全面的诊查，做好既要看到局部的症状，又要明了全身功能的变化，这样才能有机地将局部治疗与整体功能调节相结合，进行全面的治疗和调理，以达到标本同治的效果。

3. 分段消灶

经筋"病灶"的分段消灶施治原则，是根据经筋具有延续性"筋"的特点而设立的治疗原则。临床可根据病灶的长短及病灶部位的特点，进行分段"消灶解结"，而各段落"结灶"的消灶方法，可依据下列不同的针刺方法施行。

经筋"病灶"的分段消灶的施治原则，适用于连锁反应、多经并病时使用。临床上常应用于颈臂、腰背及大腿后侧线型经筋病灶的治疗。

（二）针刺方法

1. 固灶行针

"固灶行针"针刺方法的提出，是依据"以灶为腧"的原则而来。即为实现针刺直达病所的需要，必须采用固定病灶而行针刺治疗的方法，这就是"固灶行针"的针刺方法。

壮医经筋学使用固灶行针，常用的有下列5种方法：

（1）掐持固灶法　用左手之指合力，将病灶掐持，右手持针行刺。

（2）握捉固灶法　以左手指合力，将病灶紧握，并稍提起，以右手提针沿着被提起的肌筋位置刺入的方法。握捉固灶法主要为行刺方便，有效避开脏腑或要害部位，施针安全而有效。

（3）指切固灶法　运用左手指合力，以拇指尖切压病灶，起固定病灶作用，以右手提针沿着左手拇指甲尖快速刺入。指切固灶法适宜于肌筋较薄部位的病灶施治。

（4）按压固灶法　运用左手指合力，用拇指指腹按压固定病灶，以右手提针沿着左手拇指甲尖位置快速刺入的方法。按压固灶法适宜于肌筋较丰厚部位的施治。

（5）推按固灶法　运用左手指合力，以拇指指腹推按病灶离开血管或其他要害部位，并固定于方便及安全的刺治部位上，然后以右手提针沿着左手拇指甲尖位置快速刺入的方法。这一方法，可以有效避开血管、器官或一些要害部位。

2. 局部多针

所谓局部多针，是指对经筋病的病灶部位，施以多针多刺（3~5 针），每针刺及不同的部位，施行多种不同手法施治的针刺疗法。局部多针的针刺方法，主要是针对经筋病灶范围较广、面积较大的部位实施的治疗原则和治疗方法。临床实践证明，它对于大面积的经筋病灶的治疗，是一种非常有效的方法。

局部多针施治量度，应当因人、因病、因证、因部位而定，采取灵活掌握方法，一般在同一个经筋病灶的一个局部点，施以 3~5 针为宜。

3. 一针多向

一针多向刺法，是在经筋病灶最痛点或腧穴部位直刺得气后，再将针退至浅层，分别向上、下、左、右等两个以上方向斜刺或平刺的方法。

临床可根据不同的经筋病证，并结合患者体质及针刺部位筋肉的厚薄不同，决定针刺的刺激强度及针刺方向。

一般体质强壮和以疼痛、挛急、强直、关节活动障碍等为主症的病患者，可向 3 个以上方向针刺，且以各方向针刺得气后，均可行较大幅度的捻转提插手法；而体质虚弱和以肌筋弛纵不收、肢体痿废不用等为主症病患者，只可向 2~3 个方向针刺，得气后只宜行小幅度捻转提插或不用捻转提插手法。患处筋肉丰厚者，宜斜刺；筋肉浅薄者则宜平刺。在向一个方向针刺后，可稍作留针 1 分钟左右，再向另一方向针刺；亦可不留针。

4. 移行点刺

所谓点刺，即对施治区域，采用针尖轻轻接触并浅刺入经筋病灶的肌筋上，刺入即拔出，然后又刺入即拔出……依据经筋病证的需要，重复操作多次，以达到治疗经筋疾病的一种针刺方法。移行点刺的针刺方法具有使用灵活的优点。

按照不同施治部位的要求及运用的方法不同，壮医经筋移行点刺的常用针刺方法有以下3 种：

（1）皮外移行点刺法 常使用于额筋区、股外侧筋等部位的施治。施针方法：手持短针，在经筋病灶的施治部位，进行皮外移行点刺治疗。均不留针，轻点而过。皮外移行点刺法主要用于治疗病变较广泛而浅表的经筋病证。

（2）单针一孔持续点刺法 常使用于眶隔筋区、耳筋区等的点刺治疗。施针方法：用左手配合固定病灶点，以右手手持短针，施以单针刺入，并在刺入后的固定位置将针进行刺入深点、提出浅点，又深又浅的来回点刺手法。

（3）单针移行点刺法 常使用于皮肤疏松可移的施治部位，于病灶施治部位刺入一针之后，将针尖移至皮下，左手转动新的病灶，对准针尖，再向新的病灶刺治的方法。单针移行点刺法在使用时要注意：持针宜平稳、垂直，不宜于皮下移动针尖，以免伤及其他组织。单针移行点刺法，在壮医经筋疾病的治疗中，起到单针一孔多点刺治的作用，是壮医经筋消灶法的常用针刺方法。

5. 尽筋直刺

尽筋直刺的针刺方法，是在关节附近的肌筋（肌腱）上直刺，即直接针刺至经筋的两头的尽筋头上，以达治疗经筋疾病的一种针刺方法。

所谓尽筋头，即是肌筋（肌腱）的两头（两侧）。筋会于节，四肢筋肉的尽端都连结在关节附近，是经筋病证的好发部位和易损伤点。尽筋直刺的针刺方法，具有直达病所的优点，镇痛作用显著，消炎作用强，比针刺肌腹作用更大，根治效果更理想，治愈更彻底，极少出现后遗症。故实施尽筋直刺的关键，必须要熟悉肌筋的起始点和附着终点，才能灵活运用。

尽筋直刺的针刺方法，临床常运用于治疗寒痹、痛痹、骨痹。

6. 天人地刺

壮医经筋天人地刺的针刺方法，也叫经筋三刺法，是经筋消灶针刺法中常用的方法之一，即是将皮下、肌筋膜、筋节病灶作为天、人、地三层进行针刺治疗经筋疾病的针刺消灶法。特点是：首刺为天刺，透过皮肤，稍作停留；再刺为人刺，向深处刺达肌筋膜，又稍作停留；然后三刺为地刺，直刺至肌筋肌束的"结索"点或经筋病灶处。壮医经筋天人地刺的针刺方法，常用于治疗经筋病灶面积较宽的部位。

（三）注意事项

壮医经筋治疗学的针刺消灶法，与传统的针刺方法稍有不同，有如下五点要特别注意：

（1）多使用固灶行针，而且进针快速，一般不留针。

（2）对病灶局部施行多针疗法，但要行针有序，轻重有区别，深浅要得当，操作细致，安全施术。

（3）针刺达灶，"得气"显著。

（4）两手配合、动作协调。

（5）随着施针术的需要，变动医者与病者体位，做好针刺到达病灶的协调。

六、拔罐疗法

拔罐疗法又称负压疗法，是用玻璃罐、牛角、竹筒罐或塑料罐等作为器具，造成内腔负压，开口吸于所需治疗的部位上，来达到治疗疾病目的的传统疗法。

在壮族民间，老壮医们常将拔罐法称为角吸疗法，用牛羊角作罐子，以纸烧形成负压，然后再进行拔罐。随着社会的进步和时代的发展，罐子有使用竹筒、陶制品、玻璃制品等；近年更有空气抽吸法，药液减压法等新方法，所以泛称"拔罐疗法"。

（一）治疗机理

拔罐疗法，属于壮医经筋的辅助治疗范畴。主要是以拔罐器腔的负压作用，吸附在人体的穴位或治疗部位，通过对局部皮肤肌腠的负压吸拔这一良性刺激，一方面，使肌肤产生瘀血现象，局部血管扩张，血液循环加快，改变充血状态，从而促进血脉的疏通，使神经得到了有效调节，促进代谢，改善营养，增强机体抗病能力；另一方面，通过吸拔，疏通龙路、火路的气机，开闭行滞，疏表调里，揭闭除郁，具有对机体功能调节的良性刺激作用，达到祛风除湿、散寒止痛、舒筋活络、拔毒消肿的作用。

（二）适应证与禁忌证

1. 适应证

拔罐疗法的适应证甚为广泛，其适用于治疗外感痧证、外感风热、外感闭郁、外感风寒、外感咳嗽、外感疲劳、外感腹泻、腹痛等外感疾患；适用于治疗功能紊乱性疾患，如神经衰弱、疲劳综合征、睡眠紊乱症等；适用于治疗多种肌筋劳损及身体虚弱病证，如慢性腰肌劳损、慢性消化不良、慢性营养不良及慢性消耗性疾病等；适用于治疗痹证类病证，如慢性膝关节炎、慢性肩周炎等；适用于治疗某些免疫性疾病，如支气管哮喘等。

2. 禁忌证

孕妇、妇女经期，精神病、水肿、皮肤病、心力衰竭、恶性肿瘤、急性传染病以及活动性肺结核患者，6 岁以下儿童，虚弱老人，有出血倾向者，以及重要器官和大血管部位等均不宜使用拔罐治疗。

（三）工具选择及工具改进

1. 工具选择

选择罐器大小适宜，负压量适度，罐口光滑平整，不漏空气，重量适当，大小品种多样化，适应不同治疗部位的治疗需要。

2. 工具改进

（1）取火法工具改进　以木质为火灶取火源。于木火灶上，钉上铁钉；铁钉顶部缠上棉花。使用时，以钉上棉花醮高浓度（95%）酒精点燃，置于罐内形成负压后盖于施治部位。本火灶器使用方便、安全。

（2）罐器改进　以医用玻璃罐器，虽然具有吸引力强、吸附部位稳定、大小规格多样化等优点；但罐器的高度不足，易引起水疱发生。因此，现在常使用塑料拔罐套装，更为方便、安全。

（四）操作方法及注意事项

1. 操作方法

首先选择施治部位，使之暴露以便治疗；患者采取便于罐器站立的体位，木火灶垫置于治疗部位皮肤之上；盖上罐器，罐内燃烧火焰熄灭后自然吸附于治疗部位。依次行拔，重点把治疗位置放在穴位上，拔罐数目依病情而定。拔罐时间一般为 5 分钟左右即应除去罐器，两次治疗间隔的时间一般为 3~5 天。

2. 注意事项

（1）使用玻璃罐，点火时醮取酒精不宜过多，以免外滴燃烧为祸或伤及患者。

（2）罐器行盖时，宜从慢、从轻处理，以免火焰烧伤皮肤。

（3）罐器宜垂直行拔，侧口行拔应尽量避免。连续使用的罐器宜吹去罐内的残余酒精，以免闪火烧伤。

（4）去除罐器时，应先按压皮肤，让空气流入，然后除罐。

（5）使用前应对罐器进行检查，将破漏、边缘锐利者废弃不用。

（6）拔罐部位如发生皮肤破损、起疱时，应做适当处置。

（7）拔罐器件每次使用后，要进行清洁和消毒处理。

七、壮医经筋三联疗法

壮医经筋三联疗法，是指同时将理筋手法、针刺疗法和拔火罐疗法三者联合应用于经筋疾病的治疗的施治方法。

壮医经筋三联疗法的具体步骤：第一步手法"整休"，是先对患者运用基本的理筋手法施治，即运用单式或复合手法，对躯体进行全面"扫荡"性治疗，让患者首先获得明显的舒适感，再以手法对局部的"病灶"进行手法"消灶""解结"，即给予患者适当的"整休"；第二步针刺消灶，即施行针刺疗法，对重点"病灶"及连锁反应的"结灶"，进行分次针刺治疗；第三步拔罐祛瘀，即在针刺治疗的穴位或部位上，再施以拔罐祛瘀疗法。在完成全套治疗的过程中，配合治疗部位及治疗的量，对患者体位、治疗部位做灵活调整，以适应全程治疗的需要。"整休"与"调整"措施，根据患者的忍受力、治疗的需要灵活掌握。

八、壮医经筋综合疗法

（一）经筋"结灶"探查

在体格检查基础上，以经筋手触"查灶"法，对全身经筋"结灶"进行探查。探查的顺序，从头部开始，向颈、肩、胸、腹及四肢部全面实施。探查的重点部位：头部，眶隔筋区、颞筋区、耳筋区及枕筋区；颈部，颈后侧项及颈后筋区；肩部，冈上肌及小菱形肌筋区；胸部，锁骨下肌筋区、左五肋胸大肌及肋弓筋区；腹部，腹直肌、腹外斜肌筋区及腹后"缓筋"；背部，冈下肌筋区及竖脊肌筋区；腰部，腰三角筋区；臀部，梨状肌筋区及臀大肌腹后"缓筋"；上肢，肩筋区、肘筋区；下肢，大腿股内侧、股外侧及膝筋区；小腿，腘筋区、腓肠肌及比目鱼肌筋区。

（二）初步疏解"结灶"

在探查"结灶"基础上，对查出的阳性"结灶"，运用不同的适用理筋手法，进行疏解，达到躯体经筋之"结灶"全面初步松解的目的。

（三）运用针刺疗法进行"消灶解结"

于手法疏解"结灶"基础上，对经筋"病灶"及连锁反应形成的经筋"结灶"，运用针刺疗法手段进行"消灶解结"。因人、因灶、因病而异，针刺方法多样化。

（四）投拔火罐，增强功效

于针刺"腧穴""病灶""结灶"部位后，投拔火罐施治，以增强疗效。

（五）疏头与补遗

所谓"疏头"，即对头部的经筋"结灶"，给予适宜的手法或针刺治疗，以消除头部的病证，增强整体治疗功效。

"补遗"，系指对于施治遗漏，或患者感觉治疗未到位的病变部位，做必要的治疗补充，以补足病证治疗的需要，获取更满意的治疗效果。

九、常见经筋区的壮医经筋施治法

（一）头部眶隔筋区

眶隔筋区，系指鼻骨与眼眶内缘之间部位，及眶上沿区域。本区域以理筋手法及针刺疗法施治。施治时运用指合力，以拇指尖切按鼻泪骨间沟肌筋2~3分钟，而后向下切按，延达迎香穴，再将拇指尖移向眶上沿及内上角，切按大皱眉肌及肌筋；切按时，把拇指尖指向内上角，忌向眼球触压。接着切按眶上缘中部及尾部。最后揉按或切按眉间印堂穴。再将手法移至眉梢上部施以适宜的治疗（参见图6-10）。需要时，配合单穴皮肤点刺法针治。

（二）颞筋区

颞筋区，系指头部颞上线以下，耳根前与眼眶外之间的区域。本区主要有颞前肌、颞后肌及小皱眉肌与筋膜。结构较薄而坚紧，血管、神经丰富，常运用手法与针刺疗法联合施治。手法施治，重点对上述三肌及筋膜，运用拇指指腹借助指合力，先行揉抹手法松解局部的肌筋；继之以切按手法，对"结灶"施以"切拨"。切拨的用力量度宜轻，以患者感到可耐受而舒适为标准。切拨的次序，一般按三线（颞上区线、颞筋区二线及眉梢耳枕线）及三区（颞一区、颞二区及颞三区，祥见图6-11），自前向后，逐一"消灶"。手法"消灶"每次施以3~4个灶点，达到初步松解为度。对病证广泛者，应加颌骨"冠突"，及耳前筋灶点的施治。

颞筋区的针刺疗法，一般运用对三肌的结灶各施治一针；必要时，对颞肌腱（上关穴）加施一针，均以"结灶"为腧，直入直出，不予留针。

（三）枕筋区

枕筋区，系指枕骨外粗隆、上项线以下至风池、风府穴之间的筋区。

本筋区附着颈部部分肌筋，易发生筋性劳伤。但本筋区伴长毛发，头皮薄紧，"病灶"隐蔽，紧接颈项，查灶及施治均需花费时间和精力。主要的施治方法，是运用手法及针刺治疗。"病灶"常见于脑户、玉枕、脑空、风池及风府穴。手法以切按为主，适当加用掐捏、揉捏（参见图6-13）。针刺以"结灶"与腧穴相结合为主要施治部位，采用切固灶的单针点刺方法施治。

（四）颈项筋区

颈项筋区，系指后颈及后颈侧，自头至肩之间的筋区。该筋区的肌肉筋膜，层次较多、走向变动较大，同时有哑门穴及重要神经、血管，施治时宜特别谨慎，一般施用掐、捏、揉手法（参见图6-14），施治后按经筋图线或"结灶"，以两线三点针刺。用掐提穴固定法，或按压固定针刺腧穴，直入直出，不予留针。针后施以拔火罐治疗。

（五）肩部筋区

肩部筋区，系指颈至肩之间的筋区。本筋区筋肉较丰厚，属肌筋病证的好发部位。但该区的深部有肺尖及重要血管，施治时须注意。常用捏揉手法及按压手法。以掐提方法固定针刺灶穴，用自外向内的一线三点至四点灶刺治手法。针后加施拔火罐。

（六）肩臀肘筋区

肩臀肘筋区，系指肩臀至肘腕部的筋区。本筋区的范围较广，是经筋病证的好发部位之一。常用按压、捏揉、捏搓、掐搓、弹拨等手法施治。针刺以肩顶、肩前、喙突、肘窝等筋区为主要施治灶位，向"结灶"刺治，以单针直刺手法，不留针。针后投拔火罐。

（七）背部筋区

背部筋区的面积较宽，其重点筋灶是夹脊、肩胛内上角、冈下及部分肋结节筋带。施用的手法，常先以滚动法推滚全背及腰部，继之以按压手法对筋结显著部位做沉压与放松施治；对冈下肌、肋结节，以指合力的拇指指腹按压法或切按施治；对浅层的斜肌，以适当的体位做掐捏手法施治；对大、小菱形肌筋，以按压及提捏施治，获得全面肌筋的松解、全背舒适为度。针对主要"结灶"，以紧压的固灶方法，施以点刺达筋膜表层，对肩胛内上角及结节的"结灶"，以紧压病灶于骨面上加以点刺；对夹脊肌筋，用推向脊椎方向压紧刺疗，疏密度适宜。

本筋区的肋间隙内不可深刺，以免刺入胸腔造成严重后果。针刺后，于针刺孔皮表，加施拔火罐治疗。

（八）胸前筋区

胸前筋区，以锁骨下肌筋、胸锁关节及胸肋关节、胸骨表面、肋弓及剑突为常见的经筋"结灶"好发部位；部分患者有胸肋部肌筋及肋部肌筋的损伤病灶，亦可查及左5肋胸肋关节及第11、12游离肋端的"结灶"；肋弓缘的"结灶"亦可查及。

对胸筋区施治，常用揉抹手法、点切法、切拨法、掐揉法等施治，以轻手法为主，力戒粗暴。胸部针刺，以紧按将"结灶"固定于骨质表现，而后行点刺治疗；对可提掐的肌筋，以提掐方法（如胸肌肌筋），将针刺的肌筋提离胸壁后针刺，针尖不可向胸腔方向行刺。肋部一般刺治的灶位为3~5个。针刺后，以吸力较轻的拔罐器行拔罐施治。

（九）腰部筋区

腰部筋区，以腰椎两侧的肌筋及腰3横棘突的病变损伤为常见部位，其上连胸脊，以推滚、臀压、掐捏、拇指腹揉抹等手法施治。患者体位，以俯卧及侧位分次行施。针刺，以紧压固定"结灶"后行刺，常用俯卧位直刺与侧卧位的侧刺方法，针刺向腰椎体方向，忌向后腹腔方向行刺。为避免刺伤肾脏右腰2、3椎体横突间以上（距正中线外向5~7.2cm）及左腰椎体下缘以上的部位，切忌深针。第12肋骨以上的区域，属胸腔范畴，忌误刺入。腰部筋区针刺，一般施治3个灶位，但注意分浅、深层肌筋的"结灶"位置。针刺后投入轻吸力的火罐施治。

（十）腹部筋区

腹部筋区，按九区划分法，分上腹、中腹、下腹三个区域。施治者，需对每一筋区的解剖情况熟悉。腹部常见的"筋结"，多见于腹直肌肌筋、腹外斜肌肌筋、腹白线及脐下"五皱襞"。对腹部的手法施治，常用轻浮的抚揉法、轻切揉法；腹侧有时采用掐揉法；对深部"缓筋"，常以拇指腹行切拨及切揉施治。腹部的针刺治疗，是对上述常见肌筋的"结灶"做间隔的点刺，全腹点刺5~7针，运用按压固灶或提握固灶方法。所刺深度限于腹壁，切忌刺进腹腔。针刺后行拔火罐治疗。

（十一）臀骶筋区

臀骶筋区，指腰骶区间、骶部筋区及臀部筋区的联合筋区。本区域是经筋病证的高发区，结构复杂，肌肉丰厚，上下并联，牵涉面广泛。对本筋区的手法施治，一般使用较重的手法，如指腹弹拨法、臀部按揉法、肘尖按揉法及指尖切拨法等。重点施治部位：髂脊、腰眼、骶背八髎、臀中及臀侧与臀后坐骨结节等的筋结病灶。

臀筋区的针刺，主要以按压固灶及压拨固灶方法。行刺的重点，针刺对肌膜结索及其尽筋头、受损的韧带施治。针刺后行拔火罐治疗。

（十二）下肢筋区

根据"四维相代"原理，下肢伤筋具有拮抗面、立体性、广泛性的联合损伤特点。大腿前侧结灶，好发于伏兔、股内及股外侧肌筋的中部，及其下端尽筋头；大腿后侧结灶，好发于中线及左右侧线的肌筋，以中线为高发筋线，可触及明显的索状结灶物；大腿内上侧肌筋的结灶，于腹股沟上下股动脉外侧；股后侧肌筋的损伤者，步行艰难，其筋结主要来于坐骨结节。膝膑筋区的结灶，好发于膝眼及股、胫肌筋的附着点；腘筋区的结灶，呈倒"▽"形状，上两角深伏于腘窝上两侧，腓肠肌内外侧头，下角于腘下中部，另一筋结偏于中部外侧（跖肌肌筋）。小腿后侧的筋结呈"Y"字形状倒口向上，依经筋标本线图形状分布，上两支筋汇合至伸向承山穴伸向足跟。小腿前外侧的筋结，好发于胫前及腓骨沿线区，后者以其中、下部位的筋结最为突出。

腿部的手法施治，以联合手法为主，对筋结各部位逐个分筋。针刺多针对结灶使用各之所宜的刺治手法。针后投拔火罐治疗。

第七章　壮医佩药疗法

第一节　香囊佩药疗法

一、概念

香囊佩药疗法是指在壮医理论指导下，选用壮药加工成药粉置香囊内佩挂于颈胸部，通过气道吸收药物挥发成分畅通龙路、火路气血运行，达到治病目的的一种外治方法。

二、治疗机理

香囊佩药疗法是壮医佩药疗法中的一种，通过药物散发的芳香气味，经鼻黏膜吸入，可以鼓舞正气、驱邪外出、畅通气血运行、平衡气血，从而达到抗病祛邪的目的。

三、主要功效

通气道，调龙路火路，芳香醒脑，避秽祛毒。

四、适应证及禁忌证

1. 适应证
用于感冒的治疗及流感流行期的预防，体弱多病者的强壮保健治疗等。

2. 禁忌证
妊娠期妇女，不宜使用佩药疗法。因佩药疗法所用的药物，多有芳香流窜之性，用之不当易造成流产或早产等不良后果。皮肤过敏者慎用。

五、操作方法

1. 药物准备
（1）强身方　取苍术、石菖蒲、山漆、白芷、细辛、藿香、佩兰、丁香、甘松、薄荷各适量，共研细末，装袋，以丝线佩挂于颈项。对慢性病和小儿体弱多病者，有保健防病作用。

（2）防流感方　取贯众、皂角、薄荷、防风、朱砂、艾叶、石菖蒲各适量。将除朱砂外的各药研成极细末，然后加朱砂混匀，装入小布袋内，挂于颈胸部前方，能避瘟防病，可用于流感流行期间的治疗及预防。

2. 药袋制作
选择透气良好的布料，制成香囊。根据不同的病证及保健的需要，选用壮药依法加工，粉碎，过 40~60 目筛，用塑料袋包装密封备用。一般每个香囊内装药粉 6g，装袋药物量也可依据药佩的形状及大小而定。

3. 佩挂方式

根据治疗不同疾病的需要，佩挂于相应的部位。如强身袋佩挂于颈项或戴于手腕；防治流感袋挂于颈胸部前方等。如果用于保健预防，可佩挂于颈前或置于上衣口袋内，也可挂于室内等；夜间可挂于床头或蚊帐内。

4. 体位选择

使用壮医佩药疗法后，无须特殊体位，佩挂者可正常工作、学习与生活。

5. 治疗疗程

药袋内药物一般5~7天换药1次。壮医佩药疗法一般没有疗程限制，可佩戴至疾病明显好转直至痊愈；用于强壮保健的药佩可长期佩戴；用于避瘟防病，以度过传染病流行期为原则。

六、注意事项

（1）因某些外用药有一定的毒性或刺激性，过量可引起恶心、呕吐或慢性累积性中毒等。给小儿施用壮医佩药疗法时，注意教育患儿不要随便将袋内药物内服。

（2）注意保持药佩的干燥，剧烈运动或洗澡时宜从身上取下。

（3）应根据不同的治疗需要选择适宜的药物。

（4）壮医佩药疗法主要作用是防病、调病。对于病情较重者，非本疗法所宜，以免延误治疗时机。

七、可能的意外情况及处理

在佩药的过程中可能出现过敏。

（1）现象　局部皮肤发红、瘙痒、皮疹。

（2）原因　某些药物刺激性较大，或患者对某些药物过敏。

（3）处理　停止佩药治疗，适当使用抗过敏药物。

第二节　肚兜佩药疗法

一、概念

肚兜佩药疗法是指在壮医理论指导下，选用壮药加工成药粉，添加适量酒或醋蒸煮后置肚兜内围在神阙穴上，药物通过脐部的吸收，达到调谷道、防病治病目的的一种外治方法。

二、治疗机理

肚兜佩药疗法是壮医佩药疗法的一种，药物通过脐部的吸收，可以鼓舞正气、驱邪外出、畅通三道两路、平衡气血，从而达到抗病祛邪的目的。

三、主要功效

调谷道，祛邪毒。

四、适应证及禁忌证

1. 适应证

用于治疗小儿消化不良、积滞证、脾胃虚弱之屙细（泄泻）、腊胴尹（腹痛）。

2. 禁忌证

妊娠期妇女，不宜使用肚兜佩药疗法；腹部有溃烂或皮肤过敏者慎用。

五、操作方法

1. 药物准备

（1）温脾兜方　取丁香、苍术、陈皮、厚朴、白芷、木香、破故纸、吴茱萸各适量，共研细末，纳于肚兜内，佩戴于脐部。适用于小儿谷道虚弱之屙细（泄泻）、腊胴尹（腹痛）等证。

（2）消食方　取炒山楂、炒谷芽、炒神曲、藿香、苍术、陈皮、木香各适量，共研粗末，放入肚兜内，佩戴于脐部。用于小儿消化不良、积滞证。

2. 药袋制作

选择透气良好的布料，制成能容纳药物的肚兜。根据不同的病证，选用不同壮药依法加工，粉碎，过40~60目筛，添加适量酒或醋蒸煮后，置肚兜内。内装药物量的多少也可依据药佩的形状及大小而定。

3. 操作步骤

使用时将肚兜围于神阙穴处即可。

4. 体位选择

使用壮医佩药疗法后，无须特殊体位，佩戴者可正常工作、学习与生活。

5. 治疗疗程

肚兜内的药物一般5~7天换药1次。可佩戴至疾病明显好转直至痊愈。

六、注意事项

（1）给小儿施用壮医佩药疗法时，注意教育患儿不要随便将袋内药物内服。因某些外用药有一定的毒性或刺激性，内服过量可引起恶心、呕吐或慢性累积性中毒等。

（2）注意保持药佩的干燥，剧烈运动或洗澡时宜从身上取下。

（3）应根据不同的治疗需要选择适宜的药物。

（4）对于病情较重者，非本疗法所宜，以免延误治疗时机。

第三节　药衣佩药疗法

一、概念

药衣佩药疗法是指在壮医理论指导下，将内衣浸泡于壮药煎煮液内，晾干后贴身穿于身上用于治疗疾病的一种外治法。

二、治疗机理

药衣佩药疗法是壮医佩药疗法中的一种，通过药物吸收及对穴位的刺激，可以鼓舞正气，驱邪外出，畅通三道两路，平衡气血，从而达到抗病祛邪的目的。

三、主要功效

畅通三道两路，平衡气血。

四、适应证及禁忌证

1. 适应证

用于皮肤瘙痒、手足身寒、腰背酸痛等。

2. 禁忌证

孕妇及过敏体质者慎用本疗法。

五、操作方法

1. 药衣制备

根据不同疾病选用具有相应治疗功能的药物，加工成药液，将纯棉内衣浸泡于药液内 1 小时，取出凉干备用。

2. 治疗方式

患者洗澡擦干，然后将药衣贴身穿着于身上即可。

3. 体位选择

无特殊体位要求。工作、睡眠时均可穿着。

4. 治疗疗程

药衣每天 1 换，7 天为 1 个疗程。

六、注意事项

（1）一般可依法制作 3~5 件药衣以备换用。

（2）应根据不同的治疗需要选择适宜的药物以制作药衣。

第八章　其他疗法

第一节　壮药熏蒸疗法

一、概念

壮药熏蒸疗法是在壮医药理论指导下，通过燃烧壮药产生的烟火或煎煮壮药产生的蒸汽熏蒸患处，从而达到防治疾病目的的一种外治方法。

二、治疗机理

通过药物的热辐射作用，直达患处，使局部保持较高的温度和药物浓度，药物的药效直接挥发经皮肤吸收，或经由人体的龙路和火路到达患处，可以扩张患部血管、改善人体血液循环，并能长时间发挥作用，更利于增加血管的通透性，加快体内代谢产物排泄，促进病灶的吸收，提高机体御邪能力和修复能力，从而达到祛邪外出的目的。

三、主要功效

壮药熏蒸疗法具有疏通道路、祛风散寒、温通经络、活血化瘀、除湿止痛、调和气血、保健防病的功效。

四、适应证与禁忌证

1. 适应证

此法多用于治疗风寒感冒、鼻炎、咽炎、结膜炎、湿疹、荨麻疹、皮肤瘙痒以及风湿毒引起的关节疼痛如类风湿病、风湿病、强直性脊柱炎、腰椎间盘突出症、骨性关节炎、肩周炎的治疗。

2. 禁忌证

重症高血压、心脏病和急、慢性心功能不全者，重度贫血、动脉硬化症、心绞痛、精神病、青光眼等患者；饭前、饭后半小时内，饥饿、过度疲劳者；妇女妊娠及月经期；急性传染病患者；有开放性创口、感染性病灶、年龄过大或体质特别虚弱的人群。

五、操作方法

蒸熏所用的药物可根据病情选用。如风寒感冒，取肉桂、桂枝、荆芥、生姜、葱白等，煎汤熏蒸头面或全身；烟火熏法常用青蒿、五月艾、五指枫等晒干混合后，置于容器空地处燃烧，或煎煮产生蒸汽，使其浓烟及热气熏蒸患处。

六、注意事项

在接受熏蒸治疗的过程中，如出现头晕或恶心等不适时，应马上停止治疗，静卧休息；冬季应注意保暖；每一次接受治疗的时间不宜超过半小时。老人和小孩接受熏蒸治疗应有专人陪护。

第二节　壮医熏洗疗法

一、概念

壮医熏洗疗法是在壮医药理论指导下，采用壮药煎煮至沸腾后，取药液熏蒸皮肤患处，等药液温度适宜后，再用药液淋洗、浸泡局部患处或全身，从而产生治疗作用的一种防治疾病的方法。

二、治疗机理

药物熏洗时产生的湿润热气，能使皮肤受热后局部温度升高可，导致微小血管扩张，增加血液和淋巴液的循环，从而增加皮肤的通透性，加速皮肤对药物的吸收，有利于血肿和水肿的消散；温热的刺激能活跃网状内皮系统的吞噬功能，加速新陈代谢，加速人体微循环，畅通三道两路，或者可以直接抑制与杀灭病菌；新陈代谢加速后人体加大汗液的排出，可以帮助人体加快一些病理产物的代谢，从而使疾病尽快痊愈。

三、主要功效

壮医熏洗疗法具有疏通道路、祛风散寒、活血化瘀、解毒消肿、除湿止痛、扶正祛邪的功效。

四、适应证与禁忌证

1. 适应证

药物熏洗疗法的适应证非常广泛，外感、内伤及阴证、阳证等均可辨病后加以运用，尤其适用于治疗跌打损伤、腰腿痛、风湿性关节炎、皮肤病、痧证等。

2. 禁忌证

孕妇或妇女经期，高血压、急性传染病、重症心脑血管疾病、严重贫血、活动性肺结核患者，以及内痔出血量大、缝合伤口术后者禁用。眼部的新鲜出血性疾患，或脓已成局限的病灶，及恶性肿瘤者亦忌用本法。

五、操作方法

针对不同的病证，选取适当的壮药，加适量水煎至沸腾，趁水温较高有蒸汽时熏蒸局部或全身，待水温降至患者能耐受的温度后，再用药液淋洗、浸泡局部患处或全身。

六、常用药物

用药物熏洗疗法治疗感冒、痧证时的常用药物有防风、荆芥、贯众叶、大青叶、肉桂、古羊藤、岗梅根、菊花等。

治疗急性湿疹的常用药物有桑叶、荆芥、防风、生石膏、苦参、苍术、牛蒡子、生地、蝉衣、生甘草等。

治疗风湿性关节痛、腰腿痛、陈旧性外伤等常用药物有透骨散、海桐皮、龙脷叶、香樟草、两面针、柚子叶、柑果叶、大罗伞、小罗伞、宽筋藤等。

治疗关节扭伤的常用药物有透骨草、丹参、红花、天南星、牛七、苏木、威灵仙、川芎、黄酒等。

七、注意事项

（1）熏洗时，为避免药液蒸汽走散，有效成分散失过快，或药液温度降低过快，应加盖纱布。

（2）保持熏洗药液的适当温度，掌握好患处与盛药液器皿的距离，过热会烫伤或灼伤患处，过冷则药液无法上蒸患处。

（3）熏洗时，冬季应保暖，夏季宜避免过冷或过热，以免感受邪风或汗出当风而加重病情。

第三节　壮医热熨疗法

一、概念

壮医热熨疗法是指在壮医理论指导下，借助热力，或热力配合药力，熨烫人体的一定部位，以疏通龙路、火路气血，调节天、人、地三气的同步平衡，从而达到治疗目的的一种外治法。

壮医热熨疗法源远流长，远在石器时代壮族先民学会用火之时即有萌芽，千百年来是壮族人民赖以防病治病的有效手段和方法之一。壮医热熨疗法分非药物熨法和药物熨法两大类，广泛用于临床各科的治疗，尤其是对属寒湿凝滞、气滞血瘀，或虚寒性疾病疗效显著。

二、治疗机理

壮医认为，疾病产生的原因是由于痧、瘴、蛊、毒、风、湿侵犯人体，导致人体三道两路受阻，使天、地、人三气不能同步而导致人体气血平衡关系失调所致。壮医热熨疗法，通过热熨患者体表一定部位将药力和热力导入肌腠，以温通龙路、火路，散寒逐邪，理气活血，促进三道两路畅通，调节天、人、地三气的同步平衡，使人体脏腑功能恢复。

三、主要功效

1. 散寒解表，疏风解肌

壮医认为，疾病产生的原因是由于痧、瘴、蛊、毒、风、湿侵犯人体，导致人体三道两路受阻，使天、地、人三气不能同步而导致人体气血平衡关系失调所致。热熨疗法借其温热之性和药力作用，畅通三道两路，疏风解肌，散寒解表。常用于感冒、头痛、咳嗽等疾病。

2. 祛风散寒，蠲痹除湿

风湿侵犯人体，三道两路受阻，阻闭经脉，气血凝滞，以致关节疼痛、活动不利发为痹病。热熨疗法兼具药力与热力，活血利气，散寒逐痹，以致气血畅达、痹痛能除。常用于各种风湿、寒湿痹病。

3. 温经通脉，舒筋活络

经脉内连脏腑，外络肢节，外邪或跌打损伤经脉，气血不利，导致肢体筋脉痿废不用，或关节僵硬失用。热熨疗法温则能行，通则祛病，其热力直达经脉，使气血得热则行、筋脉得热则舒，气血畅达，关节肌肉皆有所养。用于治疗跌打损伤、肢体关节筋肉的疼痛、肿胀、麻木、瘫痪、僵硬等病变。

4. 行气活血，化瘀止痛

人体气血畅达则营养全身，一旦外邪阻遏气血运行不畅，脉络瘀阻，三道两路不通，天、地、人三气不能同步，各种痛证相应而生。应用热熨疗法能使经脉气血得热则行，则达到行气解郁、行气止痛、活血化瘀止痛的目的。常用于各种痛证，如头痛、胁痛、腰痛、腹痛等。

四、适应证与禁忌证

1. 适应证

可用于临床各科多种病证，尤其对于风湿痹证、寒性疼痛、跌打损伤等局部病证具有相当好的疗效，对某些因脏腑功能失调而引起的全身性疾病也有一定的治疗作用。壮医热熨疗法一般无药物内服的毒副反应，患者（尤其是小儿）乐于接受，可以作为一般家庭保健疗法而加以推广应用。

2. 禁忌证

局部有皮肤溃烂或过敏者慎用。

五、分类及操作方法

1. 非药物热熨疗法

本法是将某些非药物性的东西炒热、煮热、烧热或用其他方法加热，待温度适宜后趁热熨烫患者一定部位，从而起到治疗作用。一般每天熨 2~3 次，每次 20~30 分钟。壮医常用的非药物热熨疗法有如下几种：

（1）沙熨疗法　取细沙适量，放在锅内炒热后加适量酸醋，装袋；或将沙熨后加入姜汁 30~50mL，再炒 1 分钟，装袋，趁热熨患处。主要用于腹痛、腰腿痛、陈旧性损伤疼痛等证。

（2）生盐熨法　取生盐 500g，放在铁锅内单炒或加醋炒，炒热后装在布袋内，热熨患处。

本法可以治疗多种疾病，如胃痛可以熨上腹部压痛点；腰痛可以熨腰部；关节炎可以熨关节部位；肠炎及痢疾可以熨肚脐两侧及小腹部；感受风寒者熨背部两侧肩胛间至大椎穴处，熨此部位还可以治疗老咳嗽、咳痰；熨膻中可以治疗心脏病、心绞痛；小便不畅者可以熨小腹正中。此外，熨小腹及腰部还可以治疗阳痿、早泄、遗精及痛经等病证。因生盐来源广，本法使用十分方便。

（3）米熨疗法　将大米炒热，装袋，热熨患处。本疗法用于小腹痛、腰痛等证。

（4）犁头熨法　取报废的犁头铁一块，硫黄适量，将犁头铁放入火灶内烧热，取出，再撒上一些硫黄粉，待其温度降到40℃时，即把犁头铁熨在要治疗的部位上，适用于胃痛、腰痛、闭合性跌打损伤等。

（5）酒熨疗法　取30℃的米酒250~500mL，烫热，用药棉浸蘸，揉搓胸口，自下而上，可以治疗心胸胀闷痛、气滞不舒等证。

（6）葱熨　取连根须的大葱500g，切碎，干锅炒熟，再用30~50mL米醋烹，随即用布包好，熨小腹及脐周。主要用于尿闭、小腹胀痛等证。

（7）姜葱熨　取老姜头、老葱头各500g，鲜大风艾或橘子叶30~50g，切碎，拌米酒适量炒热，放入布袋，扎住袋口，熨疼痛的关节，可治疗风湿和类风湿性关节炎。若熨脐周，可治小儿伤食、腹泻及寒性腹痛等证。

（8）木炭姜熨　取杉木炭100~200g，研末，老姜头150g，加米酒炒热，入布袋，熨患处。可治疗跌打损伤失治或愈后复发引起的刺痛。

（9）椒杞熨　取白胡椒30~50g，枸杞子100g，混匀拌酒炒热，用棉布包缝，先熨后敷腰部，用于肾虚腰痛及寒性腰痛等证。

（10）糠熨　取大米糠500g，炒热后装入布袋，扎紧袋口，热熨腹部，可用于治疗急、慢性胃肠炎、寒性腹痛、过食生冷或刺激性食物引起的腹痛、肠鸣、腹泻等证。

（11）蛋熨　蛋熨是将新鲜鸡蛋煮熟，或将鸡蛋和某些药物混合煮熟使之成为药蛋，然后趁热在患者的头、颈、胸背及四肢、手足心等部位，依次反复滚动热熨。可用两个蛋交替使用，熨至患者微汗出为止，并令其盖被静卧。本法主要用于伤风感冒、小儿高热、消化不良、腹痛、风湿痹痛等证。若治小儿高热惊风者，可将银器1个、雄黄、葱等适量包入蛋内，再用布包好，滚熨小儿头、额或全身，效果更好。

2. 药物热熨疗法

药物热熨疗法是将某些药物加热后，置于患者体表特定部位，进行热熨或往复移动，借助药力和热力以治疗疾病。壮族民间多采用气味芳香浓烈之品作为熨疗药物。药熨疗法多种多样，或将这些药物炒热以布包裹趁热直接熨患处；或将药物蒸煮后热熨治疗部位；或将药物制成药膏，用时略加烘烤，趁热将药膏敷于治疗部位；或将药袋、药饼、药膏等熨剂置于患处或治疗部位，盖以厚布，再取熨斗、热水袋、水壶等热烫器具加以烫熨，以患者能忍受而不灼皮肤为度。常用热熨药物举例：

（1）取柑果叶、大罗伞、小罗伞、两面针、泽兰、香茅、大风艾、五色花、土荆芥、土藿香、七叶莲、柚子叶各适量，米酒适量，取上述草药1~5种或全部，切细，捣烂，加酒炒热用布包好，熨患处。主要用于腰腿痛、风湿、陈旧性伤口痛、痛经等。

（2）取苏木、香附、桃仁各适量，黄酒少许，炒热后热熨脐下疼痛处，主要用于腹痛。

（3）取干姜、桂枝、川乌、生附子、乳香、没药、姜黄、川芎、赤芍、海桐皮、忍冬藤各适量，共捣碎炒热，装袋，取出降温至 40~50℃，热熨患处。本法用于风湿性关节炎、类风湿性关节性、坐骨神经痛等属于风寒湿痹者。

（4）取野菊花、蒲公英、紫花地丁、金银花各等份，加白酒适量，炒热后装入药袋，热熨患处，每天 2~3 次，每次 20~30 分钟。主治痈肿疮疡初起，局部肿胀，红热而未成脓者。

（5）取麻黄 12g，甘草 60g，蝉衣、全蝎、僵蚕各 21 枚，胆星 30g，白附子、防风、川乌、川芎、天麻、白芷、木香各 15g，干姜 12g，牛黄、冰片、轻粉各 6g，麝香 3g，朱砂、雄黄各 24g。上药研为细末，前 14 味煎取浓汁，加蜂蜜做成药膏，再入后 6 味药，和捏成药锭子，临用时以淡姜汤摩药锭，温熨患儿前胸、后背。本方对小儿急惊风、风痫诸证均有良效。

（6）取蓖麻子 100g，五倍子 20g，捣烂炒热，旋熨头顶（百会穴处），并从尾骶骨处向上熨，主治小儿脱肛。

六、注意事项

热熨疗法操作简单，非药物熨法就地取材，所用熨剂唾手可得，药物熨法也因药源广泛，使用十分安全方便。但以下几方面仍需要注意：

（1）操作时要使熨包的温度适宜，注意避免烫伤患者皮肤，但是也不要使温度过低，可备两个或数个药包轮流热熨。对某些感觉麻木、昏迷者以及老人、小孩患者尤其要注意。

（2）熨法一般需要裸露患处体表，操作时要注意室温得当，热熨时皮肤毛孔舒张，容易感受风寒，所以应当在室温合适及避风处施用。

（3）操作时应使患者采取舒适体位。如熨头面、胸腹可取仰卧位；熨腰背颈项可取俯卧位；熨肩胁部可取侧卧位；熨四肢部可取坐位。以患者舒适并能持久治疗为原则。

（4）熨法操作时要注意观察患者的情况。对于一些高血压、严重心脏病患者，要注意经常询问有无不适感，如有头晕、心慌等不适应立即停止治疗。

（5）热熨治疗后的患者要注意保暖避风，不能过度疲劳，饮食宜清淡。

（6）熨法应禁用于皮肤破损处、孕妇的腹部和腰骶部以及一些急性炎症的部位。对于某些热性病证应慎用。

第四节　壮医滚蛋疗法

一、概念

壮医滚蛋疗法是在壮医理论的指导下，用生蛋或经过加工的熟蛋在身体相关部位来回滚动，以预防和治疗疾病的一种方法，是壮族临床预防和治疗疾病的重要手段和方法之一。

在远古时期，由于生产力落后，科学、文化极不发达，壮族先民有信鬼神、重淫祀的习俗。在壮族边远地区，曾流传着"滚蛋"的宗教仪式，即用煮熟的鸡蛋在婴儿身上来回滚动，以达驱邪疗病的目的。在长期的生产生活实践中，该仪式经过世世代代的壮族先民不断地探索、实践、总结、改进，逐渐演变为壮医滚蛋疗法。

二、治疗机理

壮医滚蛋疗法通过刺激龙路、火路的体表经络，疏经隧之滞，鼓舞正气，逐毒外出，调节气血，恢复平衡，使天、地、人三气复归同步，促使疾病痊愈和人体正气恢复。

三、主要功效

壮医滚蛋疗法具有解表退热、祛风除湿、温肺止咳、活血散瘀、通经止痛、健脾消食等功效。如伤风感冒、恶寒发热的患者，滚蛋疗法可发表驱邪，使之退热；加祛风湿类药物与蛋同煮，可治疗风寒湿邪引起的痹证以及肢体关节疼痛麻木等证；滚蛋疗法对风寒咳嗽有显著的疗效；加活血化瘀类药物与蛋同煮，可治疗跌打损伤、瘀血疼痛等证；滚蛋疗法对各种痛证，如头痛、月经痛、胃痛、腹痛、颈肩腰腿痛、坐骨神经痛、肌肉扭伤痛、周身疼痛等均有明显的疗效；滚蛋疗法对腹痛泄泻、小儿消化不良等均有良好的疗效。

四、适应证与禁忌证

1. 适应证

滚蛋疗法对伤风感冒、凉寒咳嗽、风寒湿痹、跌打损伤、肌肉关节疼痛等内、外、妇、儿等科疾病均有显著疗效。

2. 禁忌证

有开放性创口、感染性病灶禁用本疗法。

五、操作方法

1. 蛋的选择

目前多选用鸡蛋，也可选用鸭蛋或鸟蛋，以新鲜的蛋为最佳，不能用变质的蛋。

2. 操作步骤

滚蛋疗法分为热滚法和冷滚法。热滚法就是利用煮熟而热烫的鸡蛋，在患者的额头、四肢等患处反复滚转进行治疗。每天 2 次。冷滚法是利用新鲜的生鸡蛋滚治疾病，每天数次，每次 10~20 分钟，每只鸡蛋可连续使用 3 天。热滚法多用于治伤风感冒、风寒咳嗽、关节疼痛。如小儿高热，取鸡蛋 2 只煮熟去壳，用路路通、艾叶各 20g，一起加水煎煮，煮沸 15 分钟。取出鸡蛋 1 只，在患儿额部、两侧太阳穴、后颈、背部两侧、前胸、脐部、肘窝、腘窝等处各滚动 10 多次，蛋凉后再换，两蛋轮流滚。对小儿消化不良，用热滚法，主要在胸腹部来回滚动。冷滚法多用于治疗各种无名肿痛，如眼睛忽然红肿、皮肤肿胀、红硬发热等。对于一些疾病，热滚法和冷滚法常常互相交替使用，效果特别显著。

（1）热滚法

材料准备：备蛋 2 只，加水 750~1000mL，煎沸煮熟。根据病情需要，可添加适当药物与蛋同煮，如感冒加生姜、艾叶、葱白等，风湿病加杜仲、羌活、桑枝等，跌打损伤加桃仁、红花、金腰带、三百棒等，消化不良加山楂、鸡内金、神曲等。共煎煮约 1 小时，并随时补充损失的水分，使蛋久煮壳硬，蛋壳变成褐色。煮好后将蛋浸于药液中保温备用。

滚蛋操作：取煮好的温热蛋 1 只，趁热先在患者头部、额部反复滚动，次及颈部、胸部、背部、四肢和手足心，依次反复滚动热熨，直至微微汗出为止。蛋凉后，可再放至药液中加热。一般备蛋 2 只，轮流滚动。若蛋壳破裂，可将蛋白取出，不要蛋黄，将蛋白与罐内的药物，附银戒指或其他银器 1 个，共包裹于纱布内，放在原罐内煮热后取出，挤去部分汁液，继续在患者头、额、胸、背、四肢等处热擦。操作完毕，患者已微微出汗，再令患者盖被静卧即可。

（2）冷滚法

材料准备：取新鲜鸡蛋 1 只，备用。

滚蛋操作：将生蛋在患处反复滚动，1 天数次，连续 3 天。

六、注意事项

（1）应用热滚法，最好结合推拿疗法，效果更好。

（2）滚蛋要有侧重点，如头痛则头部滚的时间长些，腹痛则腹部滚的时间长些，腰痛则腰部滚的时间长些，突出重点。

（3）注意蛋的温度，以患者能忍受为度，避免烫伤。

（4）应用冷滚法，应将蛋用冷水冲洗干净。

（5）如皮肤溃疡或疮疡已溃烂化脓者，不宜应用本疗法。

（6）注意治疗与诊断相结合。滚蛋疗法不仅是一种治疗方法，还是一种诊断方法。因此应把治疗与诊断结合起来，通过滚蛋诊断疾病的转归。

在热滚治疗中，人们常以热滚后的蛋黄的形状和颜色来诊断病情。如蛋黄外表隆起许多小点，可推定患者发高烧或者受凉。小点多，则说明病情严重；小点少，则说明病情较轻。从蛋黄颜色辨别，如果蛋黄呈青色，则诊断为寒证；如果蛋黄呈金黄色，则诊断为热证；如果患者几乎不能感觉到鸡蛋的热烫，那么就认为是受病极深，需要每天继续滚蛋，多在麻木处或受寒处滚熨，直至患者对热烫感觉灵敏，蛋黄表面隆起的小点减少或消失为止。

在冷滚治疗过程中，根据蛋黄、蛋白收缩的程度，也可判断病证的轻重缓急。具体方法是，将用于治疗 3 天后的生蛋煮熟，剥去蛋壳检查，可发现蛋黄和蛋白已经缩成各种硬块。硬块收缩得小，就表示病情严重，需要继续滚蛋治疗；倘若蛋黄、蛋白的层次分明，则表示治疗见效，病情已经减轻或者即将痊愈。

第五节　壮医药物竹罐疗法

一、概念

壮医药物竹罐疗法是在壮医理论指导下，把特制的竹罐置于煮沸的壮药水中加热，再趁热将竹罐吸拔于患者治疗部位上，利用其负压吸力、药物及温热共同作用于人体特定的部位，以达防病治病目的的一种独特方法。

二、治疗机理

通过煮沸的壮药液加热特制的竹罐，吸拔在治疗部位的皮肤上，疏通龙路、火路的气机，达到祛风除湿、活血舒筋、散寒止痛、拔毒消肿等治疗效果。从现代医学的观点来看，在拔罐时，除了负压吸拔的良性刺激外，拔罐部位药液被吸收，加上热敷作用，使局部血管扩张，血液循环加快，改变充血状态，神经得到调节，促进代谢，改善营养，增强机体抗病能力，从而达到治疗目的。

三、主要功效

壮医药物竹罐疗法的主要功效有祛风除湿、活血舒筋、散寒止痛、拔毒消肿、畅通三道两路。

四、适应证与禁忌证

1. 适应证

壮医药物竹罐疗法的适用范围很广，对风湿性腰腿痛疗效显著。常见的适应证有各种痧证、风湿痹痛、各种原因引起的腰腿痛、肩背酸痛、肢体麻木、半身不遂、跌打损伤、头痛、骨折愈后瘀积等。

2. 禁忌证

有下列情况者，不用或少用。

心脏病心功能不全者；全身性皮肤病患者；狂躁不安的精神患者；极度消瘦，皮肤没有弹性者；妊娠 4 个月以上者。

五、操作方法

1. 仔细检查患者，明确诊断，确定是否为药罐疗法的适应证，有无禁忌证，选定拔罐部位。

2. 准备药液、药罐、针及消毒药品等用具。

3. 选定拔罐所用体位。

4. 作好解释，消除病者的恐惧心理。

（1）术前准备 竹罐 10~20 个，每个内径 1.5~2cm，高 8cm，边厚 0.2cm，周边及罐口打磨光滑。备铁锅或瓦锅一个，镊子、毛巾、消毒三棱针、消毒棉球等。药物可根据病情需要或选用民间秘验方，如风湿性腰腿痛选用祛风除湿、通经活络、活血化瘀的药物。

（2）药罐的制作 药罐选取壮族地区特有的金竹制作，生长 1~2 年以上，以近根部正直者为佳。口径一般为 1.5~4.0cm，去掉外皮，罐壁厚度适中，口边磨光平滑，长度为 10cm 左右。常用浸泡药罐的药物有：杜仲藤、三钱三、五爪风、三角风、八角枫、抽筋草、臭牡丹、五加皮、鸡矢藤、石菖蒲等。上药各适量加水煎熬成药液，热浸竹罐备用。

（3）拔罐操作手法 把药物、竹罐、毛巾、适量水放入锅内，加盖煎煮约 1 小时备用。患者选好体位，在选取好拔罐位置后，将拔罐处皮肤暴露，用长镊将浸透药物的竹罐从药液中取出，快速甩净水珠，并在灌口处快速擦拭水渍后，趁热迅速将罐口扣于拔吸部位的皮肤上，轻轻按压。待罐内的空气温度下降导致罐内形成空气负压罐体吸附于皮肤上时，可将手拿开。根据病情，每次拔罐 5~10 分钟，第一次拔罐时间可稍短，起罐后即用锋利的三棱针在罐印部重刺 3~4 针，每针深约 1.5mm，又迅速取热罐在针刺部位再次拔罐。如此反复 2~3 次。竹罐上出现的白泡多者可多拔几次，直至无白泡为止。每次均须用消毒棉球将拔吸出来的血擦拭干净后再吸再拔。最后用蘸有药液的消毒毛巾轻敷于所拔吸的部位，凉后再换热毛巾（药巾即为干净的毛巾浸于上述药液，捞出拧半干即成），亦反复2~3次。第1天只敷不洗，第2、3天再用药液熏洗患处。

六、操作注意

（1）应选好拔罐部位，以肌肉丰厚、皮下组织松弛及毛发少的部位为宜。

（2）患者应取舒适体位，冬天拔罐要注意保暖，防止受凉。

（3）拔罐时应尽量甩净水珠，以免烫伤皮肤。

（4）一般应在患者饭后2小时进行，避免过饥过劳时拔罐。

（5）取罐时按压罐边使空气进入，即能取下，不能硬拉药罐。

（6）拔罐后如皮肤起水疱，小者可用万花油涂擦，几天后即能自愈。大者用消毒针挑破，挤干水后涂上万花油或龙胆紫即可。

（7）拔罐时患者不能移动体位，以免竹罐脱落。

（8）两下肢膝眼不能拔罐。拔罐部位当天不能洗冷水，以防感染。

（9）对孕妇、婴幼儿，以及患有严重心脏病、体质过于虚弱、浮肿、出血性疾病、广泛皮肤溃疡者和大血管周围慎用或忌用。

下篇　壮医外治法临床应用

第九章　内科病证

第一节　得凉

【概述】

得凉是指因风邪侵袭人体，临床主要表现为鼻塞、流涕、喷嚏、头痛、恶寒、发热等症状的外感疾病。得凉又称伤风，本病全年均可发病，病程一般为 3~7 天，以冬春季为多，尤其是在气候突变、寒暖失常、机体正气虚弱的情况下易发。

得凉相当于中医学感冒、时行感冒，相当于西医学各种原因引起的鼻塞、流涕、喷嚏、头痛、恶寒、发热等病症，临床凡由上呼吸道感染、流行性感冒等引起的鼻塞、流涕、喷嚏、头痛、恶寒、发热、脉浮等病症，均可参考本病进行治疗。

【外治方法】

1. 针挑疗法

方法一

（1）部位选择　选百会，印堂，太阳，脊背正中线 1、2、3 挑点。

（2）操作手法　轻挑各点至微出血，一般针挑 1 次即可。

方法二

（1）部位选择　合谷，曲池，风池，太阳，头维，大椎，列缺，少商，肺俞，足三里，三阴交，颈部皮肤反应点，颈部皮下反应点。

（2）操作手法　阴证用慢挑法；阳证用快挑法。一般针挑 1 次即可。

2. 针刺疗法

（1）选穴　太阳穴（TTy，双侧），山前门穴（TSqm，双侧），手背二环 1、2、11、12 穴（TSBh2-1、2、11、12，双侧）。

（2）操作方法　选用 1 寸毫针，用"8"字环针法针刺。先针左侧山前门穴（TSqm），直刺入 0.3 寸；接着针右侧太阳穴（TTy），针尖往发际方向斜刺，刺入 0.5~0.8 寸，左侧太阳穴（TTy），针尖往发际方向斜刺，刺入 0.5~0.8 寸；针右侧山前门穴（TSqm），直刺入 0.3 寸；再针左侧手背二环 1、2、11、12 穴，右侧手背二环 1、2、11、12 穴，直刺入 0.3~1 寸。留针 30 分钟。

（3）治疗疗程　每天治疗 1 次，一般连续治疗 2~3 天。

3. 陶针疗法

（1）取穴　太阳穴（TTy，双侧），眉心穴（TMx），在解毒区选取 1~2 组穴位。

（2）操作手法　解毒区行刺，太阳穴（TTy，双侧）、眉心穴（TMx）点刺。

（3）治疗疗程　每2天1次，中病即止。

4. 药线点灸疗法

（1）取穴　头维，攒竹，风池，太阳，曲池，大椎，合谷。

（2）随症配穴　发热（体温升高）者加背八穴；头痛项强较重者加外关、外劳宫；喉痒咳嗽者加肺俞、天突、风门、劳宫；泄泻呕吐者加内关、神门、四缝、足三里、脐周四穴。

（3）点灸方法　第1天点灸2次，间隔10~15分钟。以后每天点灸1次，连续治疗3~5天。

5. 药物竹罐疗法

（1）材料准备　竹罐10~20个，毛巾2条，生姜50g，葱白50g，艾叶50g。把竹罐、药物、毛巾、适量水放入锅内，加盖煎煮约1小时备用。

（2）取穴

督脉：可由后发际线下，拔至命门穴处。

足太阳膀胱经：可沿脊柱两侧向下，由大杼穴拔至肾俞穴处。

如有恶心呕吐等胃肠道症状者，可加拔中脘穴。

（3）操作方法　选好体位，暴露拔罐位置，用长镊将浸透药物的竹罐从药液中取出，快速甩净水珠，并在灌口处快速擦拭水渍后，趁热迅速将罐口扣于拔吸部位的皮肤上，轻轻按压，留罐5~10分钟，最后用蘸有药液的消毒毛巾轻敷于所拔吸的部位，凉后再换热毛巾，反复2~3次。

（4）治疗疗程　每天1次，一般3~5次即可。

6. 滚蛋疗法

取热滚法。

（1）材料

方法一：蛋2只，生姜30g，葱白16g，艾叶16g，上药捣烂，加水750~1000mL，煎沸煮熟。煮好后将蛋浸于药液中保温备用。

方法二：蛋2只，生姜片、白蒿叶各适量，加水750~1000mL，煎沸煮熟。煮好后将蛋浸于药液中保温备用。

（2）滚蛋操作　取煮好的温热蛋1只，趁热在头部、额部、颈部、胸部、背部、四肢和手足心依次反复滚动热熨，直至微汗出为止。滚蛋后，擦干汗液，令患者盖被静卧即可。

（3）治疗疗程　根据患者病情，至患者热退身凉，症状缓解，以及蛋黄表面隆起的小点减少或消失为止。一般1~2次即可治愈。

7. 药刮疗法

（1）材料准备　生姜、葱白各10g，切碎和匀布包，蘸热酒，备用。

（2）部位选择

头部：头部需全头刮拭，并重点加刮风池、百会、风府等穴，头痛者加刮头维、印堂、太阳，鼻塞者加刮迎香穴。

背部：刮督脉，从大椎穴至长强穴；刮膀胱经，刮大杼穴至肾俞穴，重点刮大杼穴至肺俞穴。

胸腹部:从正中线由内向外刮,先左后右,沿肋弓走向刮拭,主要刮第2、3、4肋间隙,重点刮云门和中府穴。若有食欲不振、腹痛腹泻等消化系统症状者,加刮腹部中脘、天枢等穴位。

四肢:上肢沿肺经刮拭,重点刮曲池、合谷、列缺等穴;下肢重点刮足三里穴。

(3)刮拭顺序 先以百会为中心全头刮拭,再刮风池穴,后及至风府、大椎和背部腧穴,再刮胸腹部腧穴,最后刮四肢。

(4)刮拭手法 头面、颈项、胸腹部手法较轻,背部用重手法,大椎重刮。

(5)治疗疗程 每天1次,一般2~3次即可治愈。

8. 香囊佩药疗法

(1)材料 苍术、藿香、佩兰、薄荷、白芷、肉桂、高良姜、冰片、防风各10g。

(2)操作方法 将上述各味药洁净处理,去除杂质,烘箱60℃下干燥后,在洁净区内将药材混合粉碎至1000目(采用微粉粉碎法),将粉碎的药粉包装成15g/袋,外加透气性强的布袋包装后制成香囊。每天佩戴香囊1个(白天把香囊挂在胸前,距鼻腔15cm左右,晚间置于枕边),连续佩戴5天。

9. 足浴疗法

(1)材料

风寒感冒:生姜、紫苏、荆芥、防风、独活、羌活各30g,葱白少许。

风热感冒:薄荷、岗梅根、连翘、桑叶、菊花、桑白皮各50g。

(2)操作方法 上药加入1500mL水,煎煮20分钟后,把药水倒入盆中。先用药水的蒸汽熏脚,等药液温度降至合适后再泡脚。每次浸泡时间一般为20~30分钟,最好用深一点的盆,把小腿也一起浸泡效果更好。药水在重复使用时,只需在泡脚前加热到药水沸腾即可。

(3)治疗疗程 每天2~3次,中病即可。

10. 敷贴疗法

(1)材料与方法

风寒感冒:生姜、葱白适量,捣烂,加少许盐,烘热敷在神阙穴上,用胶布固定即可。

风热感冒:薄荷、岗梅根、连翘、桑叶、菊花、桑白皮各5g,将上药共研成细末,加适量醋调成糊状,敷在神阙穴上,用胶布固定即可。

(2)治疗疗程 每次贴6个小时,两次间隔7~10小时,中病即可。

11. 熏洗疗法

(1)材料 防风、荆芥、贯众叶、大青叶、肉桂、古羊藤、岗梅根、菊花等各适量。

(2)操作方法 加适量水后煎煮上述药物,水煎至沸腾,趁水温较高有蒸汽时熏蒸头部,待水温降至患者能耐受的温度后再用药液淋洗或浸泡全身。

(3)治疗疗程 每天1次,5次为1个疗程。

12. 药刮疗法

(1)材料 生姜、葱白各10g。

(2)部位选择 大椎、脊椎两侧、肘窝、腘窝、前额、太阳,如有呕恶者加刮胸部。

(3)操作方法 生姜、葱白各10g,切碎和匀布包,蘸热酒先刮擦前额、太阳穴,然后刮背部脊柱两侧,也可配刮肘窝、腘窝。如有呕恶者加刮胸部。

（4）治疗疗程　每天 1 次，5 次为 1 个疗程。

第二节　奔　唉

【概述】

奔唉是气道以咳嗽为主症的一类疾病，具体是指由于外邪侵犯，或由于内脏功能失调而致气道受病，气不顺畅而上逆，气道功能失调，气道不利而引起的，临床主要表现为咳嗽，或有痰或干咳无痰的一类气道疾病。奔唉是内科中最为常见的病证之一，发病率甚高。

奔唉相当于中医的咳嗽，西医学认为，咳嗽只是某些疾病的症状而不是病名。临床上，上呼吸道感染、支气管炎、支气管扩张、肺炎等以咳嗽为主症者可参考本病进行治疗，其他疾病兼见咳嗽者，亦可参照本病进行治疗。

【外治方法】

1. 针挑疗法

（1）取穴　喉环 3、6、9、12 穴（THh-3、6、9、12），在解毒区选取 1~2 组穴位作为挑点，进行挑刺。

（2）操作手法　轻挑各点至微出血。

（3）治疗疗程　2~3 天 1 次，中病即止。

2. 陶针疗法

（1）取穴　在解毒区选取 1~2 组穴位；喉环 1、4、7、10 穴（THh-1、4、7、10）；手心二环 1、2、11、12 穴（TSXh1、2、11、12）。

（2）操作手法　解毒区环刺，手心二环穴点刺。

（3）治疗疗程　2 天 1 次，中病即可。

3. 药线点灸疗法

（1）穴位选择　天突，水突，膻中，风门，肺俞，内关，劳宫。

（2）随症配穴　风寒袭肺咳嗽加太阳、大椎、风池、合谷；风热犯肺咳嗽加背八穴；风燥咳嗽加手三里、曲池；痰湿蕴肺咳嗽加中脘、足三里、四缝；痰热郁肺咳嗽加里内庭、丰隆；肺阴亏耗咳嗽加手三里、曲池、关元；肺火犯肺咳嗽加肝俞、期门、里内庭。

（3）治疗疗程　每天点灸 1~2 次，连续治疗 5 天。

4. 药物竹罐疗法

（1）材料准备　竹罐 15~20 个，毛巾 2 条，麻黄 50g，桔梗 30g，荆芥 30g，紫菀 30g，百部 30g，陈皮 30g，生姜 5 片，葱白 7 根。把竹罐、药物、毛巾、适量水放入锅内，加盖煎煮约 1 小时备用。

（2）部位选择

督脉：大椎，身柱。

足太阳膀胱经：大杼，风门，肺俞，膏肓俞。

手太阴肺经：尺泽。

任脉：膻中。

足少阳胆经:肩井。

（3）操作方法 选好体位，暴露拔罐位置，用长镊将浸透药物的竹罐从药液中取出，快速甩净水珠，并在灌口处快速擦拭水渍后，趁热迅速将罐口扣于拔吸部位的皮肤上，轻轻按压，留罐5~10分钟。咳嗽甚者大椎、尺泽采用锋利的三棱针在罐印部轻刺2~3针，又迅速取热罐在针刺部位再次拔罐。起罐后须用消毒棉球将拔吸出来的血擦拭干净。最后用蘸有药液的消毒毛巾轻敷于所拔吸的部位，凉后再换热毛巾，反复2~3次。

（4）治疗疗程 每天1次，5次为1个疗程。

5. 滚蛋疗法

取热滚法。

（1）材料准备 蛋2只，生姜30g，葱白16g，艾叶16g，上药捣烂，加水750~1000mL，煎沸煮熟。煮好后将蛋浸于药液中保温备用。

（2）滚蛋操作 取煮好的温热蛋1只，趁热在头部、额部、颈部、胸部、背部、四肢和手足心依次反复滚动热熨，以颈部、胸部、背部为重点，直至微汗出为止。滚蛋后，擦干汗液，令患者盖被静卧即可。

（3）治疗疗程 根据患者病情，至症状缓解以及蛋黄表面隆起的小点减少或消失为止。一般3~5次即可。

6. 药刮疗法

（1）材料准备 先把鸡蛋煮熟取蛋黄，加葱数根捣烂，银器1枚，用薄布包好，备用。

（2）部位选择

背部:刮督脉，由大椎穴处，沿脊柱正中向下经身柱，刮至至阳穴处;刮足太阳膀胱经，由风门穴处沿脊柱两侧向下，刮至肾俞穴处。

前胸部:刮任脉，由天突穴处沿前正中线向下，刮至中脘穴处;从正中线由内向外刮，先左后右，沿肋弓走向刮拭，主要刮第2、3、4肋间隙。重点刮云门和中府穴。

上肢:刮手太阴肺经，沿上肢前外例，经尺泽、孔最、列缺、太渊等穴，刮至鱼际穴处。

（3）刮拭顺序 先刮背部督脉，次刮足太阳膀胱经，再刮前胸部任脉，然后刮前胸部两侧，最后刮四肢部。

（4）刮拭手法 背部用重手法，前胸部及上肢部手法较轻柔。

（5）治疗疗程 每天1次，7次为1个疗程。

7. 足浴疗法

（1）材料 生姜、紫苏、荆芥、防风、苍耳子、肉桂各30g，连须葱白少许。

（2）操作方法 上药加入1500mL水，煎煮20分钟后，把药水倒入盆中。先用药水的蒸汽熏脚，等药液温度降至合适后再泡脚。每次浸泡时间一般为20~30分钟，泡脚时点揉涌泉、太冲、三阴交及足三里等穴位，以酸胀为度。

（3）治疗疗程 每天1次，7次为1个疗程。

8. 敷贴疗法

（1）材料与方法 五味子、白芥子、杏仁、生姜、葱白适量，捣烂，加少许盐，烘热分别敷在神阙穴及双侧涌泉穴上，用胶布固定即可。

（2）治疗疗程 每次贴6个小时，两次间隔7~10小时，5次为1个疗程。

NOTE

9. 熏洗疗法

（1）材料　麻黄、杏仁、紫苏、百部、肉桂、前胡、生姜各适量。

（2）操作方法　加适量水后煎煮上述药物，水煎至沸腾，趁水温较高有蒸汽时熏蒸头面部，待水温降至患者能耐受的温度后再用药液淋洗或浸泡全身。

（3）治疗疗程　每天1次，5次为1个疗程。

第三节　奔　墨

【概述】

奔墨是一种发作性哮鸣气喘疾患，以呼吸急促、喉间哮鸣为主要要特征的气道疾病，秋冬季多发，春季次之，反复发作，迁延难愈。

奔墨相当于中医的哮证、喘证范畴，相当于西医学的各种原因引起的发作性哮鸣气喘疾患，以呼吸急促、喉间哮鸣等症状为主症。临床凡由支气管哮喘、喘息性支气管炎等引起的发作性哮鸣气喘疾患，以呼吸急促、喉间哮鸣为主要症状的，均可参考本病进行治疗。

【外治方法】

1. 针挑疗法

（1）取穴　大椎，尺泽，肺俞，定喘，膻中。

（2）操作手法　尺泽穴用三棱针挑刺后，使出血量达15~30mL，其余穴位点用三棱针将挑治部位的表皮纵行挑破0.2~0.3cm，然后深入表皮下挑，将皮层白色纤维样物全部挑断。此时患者稍感疼痛，一般不出血或略有出血。

（3）治疗疗程　5天1次，5次为1个疗程。

2. 药线点灸疗法

（1）取穴　肺俞，膏肓，天突，水突，膻中，足三里，定喘，气户，内关，心俞，肝俞，脾俞，肾俞，关元。

（2）随症配穴　寒哮加百会、四神聪、三阴交；热哮加合谷、大椎、里内庭。

（3）点灸方法　每天点灸1~2次，连续治疗20天。

3. 药物竹罐疗法

（1）材料准备　竹罐20个，毛巾2条，麻黄50g，桔梗30g，鱼腥草30g，荆芥30g，紫菀30g，百部30g。把竹罐、药物、毛巾、适量水放入锅内，加盖煎煮约1小时备用。

（2）取穴

督脉：大椎。

足太阳膀胱经：大杼，风门，肺俞，膏肓，脾俞，肾俞。

手太阴肺经：尺泽。

任脉：膻中。

足少阳胆经：肩井。

足阳明胃经：丰隆。

经外奇穴:定喘。

（3）操作方法 选好体位，暴露拔罐位置，用长镊将浸透药物的竹罐从药液中取出，快速甩净水珠，并在灌口处快速擦拭水渍后，趁热迅速将罐口扣于拔吸部位的皮肤上，轻轻按压，留罐5~10分钟。肺俞、定喘、丰隆可采用锋利的三棱针在罐印部轻刺2~3针，又迅速取热罐在针刺部位再次拔罐。起罐后须用消毒棉球将拔吸出来的血擦拭干净。最后用蘸有药液的消毒毛巾轻敷于所拔吸的部位，凉后再换热毛巾，反复2~3次。

（4）治疗疗程 隔2天1次，5次为1个疗程。

4. 刮疗法

（1）工具 刮板1个，适量植物油。

（2）部位选择

背部:刮足太阳膀胱经，由风门穴处沿脊柱两侧向下，刮至肾俞穴处;刮背部的定喘穴处。

前胸部:刮任脉，由天突穴处沿前正中线向下，刮至中脘穴处;从正中线由内向外刮，先左后右，沿肋弓走向刮拭，主要刮第2、3、4肋间隙。重点刮云门和中府穴。

上肢:刮手太阴肺经，由中府穴沿上肢前外侧向下，经尺泽、孔最、列缺等穴，刮至太渊穴处。

下肢部:刮足阳明胃经，由足三里穴处沿小腿外侧向下刮至丰隆穴处。

（3）刮拭顺序 先刮背部，再刮前胸部任脉，然后刮前胸部两侧，最后刮四肢部。

（4）刮拭手法 背部用重手法，前胸部及上肢部手法较轻柔。

（5）治疗疗程 隔天1次，7次为1个疗程。

5. 敷贴疗法

（1）材料与方法 白芥子、细辛各20g，元胡、干姜各15g，肉桂、丁香各6g，川椒3g，冰片2g。共研成细末，加适量醋调成糊状，敷在天突穴、风门穴、肺俞穴、膏肓俞、脾俞穴、肾俞穴上，用胶布固定即可。

（2）治疗疗程 每次贴6个小时，两次间隔7~10小时，3次为1个疗程。

6. 梅花针疗法

（1）取穴 肺俞，膏肓，天突，水突，膻中，足三里，定喘，气户，内关，心俞，肝俞，脾俞，肾俞，关元。

（2）操作方法 将上述部位按常规方法消毒后，采用事先消毒的梅花针使用中等力度叩击，以叩击部位泛红即可。

（3）治疗疗程 隔2~3天治疗1次，3次为1个疗程。

7. 鲜花叶透穴疗法

（1）选穴 大椎，风门，肺俞，定喘，气户，肝俞，脾俞，肾俞。

（2）材料 新鲜荷叶，线香。

（3）操作方法 将新鲜荷叶剪成大小适合的小片，把叶片放在选定的穴位上，点燃线香隔叶片灸灼。灸灼致叶片干即可换叶片，每个穴位灸灼2~3片叶片。

（4）治疗疗程 每天1次，5次为1个疗程。

第四节　年闹诺

【概述】

年闹诺是指经常不能获得正常睡眠的一种疾病,临床病情轻重不一。轻者主要表现为入睡困难,或睡中易醒,或醒后不能再睡;重者彻夜难眠,常伴有神疲乏力、头晕头痛、健忘或心神不宁等症。本病临床较常见,多为情志失调,久病体弱,饮食不节,劳逸失度等引起。

年闹诺属于中医学的不寐、不得眠、不得卧、目不瞑范畴,属于西医学的神经衰弱综合征、失眠范畴。

【外治方法】

1. 针刺疗法

(1)选穴　天一环 3、6、9、12 穴(TTh1–3、6、9、12),天宫穴(TTg),面环 12 穴(TMh–12),眉心穴(TMx),耳环 5 穴(TEh–5,双侧),内下桩(DNXz,双侧),足面一环 7、8 穴(DZMh1–7、8,双侧)。

(2)操作方法　取 1 寸和 1.5 寸毫针,用"8"字环针法针刺。先针天一环 3、6、9、12 穴(TTh1–3、6、9、12),直刺入 0.3~0.5 寸;然后针天宫穴(TTg),直刺入 0.2~0.5 寸,针左侧耳环 5 穴、右侧耳环 5 穴,直刺入 0.5~0.8 寸,针眉心穴(TMx),斜刺 0.5~0.8 寸;再针左侧内下桩(DNXz)、右侧足面一环 7、8 穴(DZMh1–7、8),左侧足面一环 7、8 穴,右侧内下桩(DNXz),直刺 0.8~1 寸。留针 30~45 分钟。

(3)治疗疗程　每周 2~3 次,4 周为 1 个疗程,可治疗 3 个疗程。

2. 刺血疗法

(1)取穴　猫爪尖穴(TMZj,双侧),外上桩(DWSz,双侧)。

(2)操作方法　消毒皮肤后用三棱针点刺,放血 2~3 滴。

(3)治疗疗程　每天 1 次,中病即止。

3. 药线点灸疗法

(1)取穴　攒竹,神门,三阴交,四神聪,百会。

(2)随症配穴　属心脾亏损者,加心俞、厥阴俞、脾俞;心肾不交者加心俞、肾俞、太溪;心胆虚怯者,加心俞、胆俞、大陵、丘墟;肝阳上扰者,加肝俞、间使、太冲;脾胃不和者,加胃俞、足三里;伴头晕头痛者,加灸百会;伴心悸怔忡者,加灸中冲、劳宫、内关(或间使、郄门)、百会、膻中。

(3)点灸方法　每天施灸 1 次,10 天为 1 个疗程。

4. 药物竹罐疗法

(1)材料准备　竹罐 20 个,毛巾 2 条,远志 30g,酸枣仁 30g,茯苓 30g,山药 30g,合欢皮 20g,夜交藤 20g。把竹罐、药物、毛巾、适量水放入锅内,加盖煎煮约 1 小时备用。

(2)穴位选择

督脉:大椎,身柱,神道,灵台。

足太阳膀胱经:心俞,肝俞,脾俞,肾俞。

任脉:中脘,气海,关元。

手厥阴心包经:内关。

足太阴脾经:血海，三阴交。

（3）操作方法　选好体位，暴露拔罐位置，用长镊将浸透药物的竹罐从药液中取出，快速甩净水珠，并在灌口处快速擦拭水渍后，趁热迅速将罐口扣于拔吸部位的皮肤上，轻轻按压，留罐5~10分钟。每次取3~4穴采用锋利的三棱针在罐印部轻刺2~3针，又迅速取热罐在针刺部位再次拔罐。起罐后须用消毒棉球将拔吸出来的血擦拭干净。最后用蘸有药液的消毒毛巾轻敷于所拔吸的部位，凉后再换热毛巾，反复2~3次。

（4）治疗疗程　隔天施术1次，待病情好转后，可减至每周施术1~2次。

5. 经筋疗法

采用民间传统理筋手法、多种针刺疗法（含局部多针法）、投拔火罐等综合理筋疗法。在手触查清"病灶"基础上，根据病症、病情，运用手法进行全身性调理及局部分筋离筋、点穴、转扳等手法程序，要求达到遍身舒适感明显、局部病灶刺治直达灶位。令其拘急松解，再于针孔皮表投拔火罐，使局部充分潮红充血，促进气行血活，利于病灶的吸收消散和组织修复。隔天或3天施治1次，5~7次为1个疗程，疗程间隔3~5天，断绝一切针药治疗，指导患者进行简易的自我调理，如局部穴位按摩、擦疗、练习"静功"等。本疗法一般首次施治立即起效，3~5次病情显著缓解并逐而趋向痊愈。

6. 足浴疗法

（1）材料　黄连15g，磁石30g，菊花15g，夜交藤12g，龙齿30g。

（2）操作方法　上药加入1500mL水，煎煮20分钟后，把药水倒入盆中。先用药水的蒸汽熏脚，等药液温度降至合适后再泡脚。

（3）治疗疗程　每天1次，30次为1个疗程。

7. 敷贴疗法

（1）材料　王不留行，小块胶布。

（2）耳部取穴　神门，心，肾，内分泌，胃，神衰点，失眠。

（3）操作方法　将王不留行贴于0.6cm×0.6cm的小块胶布中央，然后对准耳穴贴紧并稍加压力，使患者耳朵感到酸麻胀或发热。贴后嘱患者每天自行按压数次，每次1~2分钟。每次贴压后保持3~7天。

8. 熏洗疗法

（1）材料　酸枣仁30g，夜交藤20g，合欢皮20g，丹参30g，生甘草20g。

（2）操作方法　加适量水后煎煮上述药物，水煎至沸腾，趁水温较高有蒸汽时熏蒸头部，待水温降至患者能耐受的温度后再用药液淋洗或浸泡全身。

（3）治疗疗程　每天1次，5次为1个疗程。

第五节　发羊癫

【概述】

发羊癫是一种反复发作性神志异常的病证。临床以突然意识丧失，甚则扑倒，不省人事，

NOTE

口吐涎沫，四肢抽搐，两目上翻或口中怪叫，神昏多为时短暂，移时苏醒，一如常人为特征，可反复发作。发作前可伴眩晕、胸闷等先兆，发作后常有疲倦乏力等症状。发羊癫发作时起病急骤，突然昏仆倒地，与脑溢血相似。但发羊癫为阵发性神志异常的疾病，卒发扑地时常口中作声，如猪羊啼叫，四肢频抽而口吐白沫；脑溢血扑地无声，一般无四肢抽搐及口吐涎沫的表现。本病任何年龄、性别均可发病，但多在儿童期、青春期或青年期发病，可有家族史，每因惊恐、劳累、情志过极等诱发。

发羊癫属于中医学的痫证、癫痫、羊痫风的范畴；西医学的癫痫属此范畴，并有原发性癫痫与继发性癫痫之分。

【外治方法】

1. 针挑疗法

有两种方法可以使用。

（1）会阴挑

部位选择：会阴部的疙瘩或小泡。

操作手法：当发作时，用轻挑法挑破会阴处的疙瘩或小泡，使之流出黏液或血水。

（2）会阳挑

部位选择：在长强穴左、右旁开5分的会阳穴。

操作手法：用大拇指在大椎穴左、右旁开5分处起，其向下推压至长强穴旁的会阳穴，共推压3次，使该处呈充血状。然后施术者即用左手拇指、食指按压着大椎穴旁的推压点，以右手持针，轻挑会阳穴使出血，即可苏醒。

（3）治疗疗程　5天1次，7次为1个疗程。

2. 药线点灸疗法

（1）取穴　百会，攒竹，头维，人中，身柱，命门，内关，曲池，通里，四神聪，足三里，关元。

（2）随症加减　风痰闭阻型加膻中、启闭、丰隆、曲骨、阴陵泉；痰火内盛型加丰隆、脾俞、启闭、肝俞；心肾亏虚型加肾俞、心俞、涌泉。

（3）点灸方法　每天施灸1次，10次为1个疗程。

3. 梅花针疗法

（1）取穴　大椎，合谷，人中，劳宫，涌泉，足三里，太冲，长强。

（2）操作方法　将上述部位按常规方法消毒，采用事先消毒的梅花针使用中等力度叩击，以叩击部位泛红即可。

（3）治疗疗程　每天治疗1~2次，7天为1个疗程。

4. 鲜花叶透穴疗法

（1）选穴　百会，攒竹，头维，人中，身柱，命门，内关，曲池，通里，四神聪，足三里，关元。

（2）材料　新鲜荷叶，线香。

（3）操作方法　将新鲜荷叶剪成大小适合的小片，把叶片放在选定的穴位上，点燃线香隔叶片灸灼。灸灼致叶片干即可换叶片，每个穴位灸灼2~3片叶片。

（4）治疗疗程　每天1次，7天为1个疗程。

第六节　胴尹

【概述】

胴尹是由外感邪气、内伤饮食情志或脏腑功能失调等，导致谷道气机失调，胃失所养，气结心头，而引起以上腹部近心窝处经常发生疼痛为主症的病证。既是一个独立的病证，又是脾胃系统多种疾病的一个症状。

胴尹属于中医学的胃痛范畴，相当于西医学中各种原因引起的腹部近心窝处疼痛等症。临床凡由急性胃炎、慢性胃炎、胃与十二指肠溃疡、胃痉挛、胃下垂、胃黏膜脱垂症、胃肠神经官能症、胃癌等疾病引起的腹部近心窝处经常发生疼痛，均可参考本病进行治疗。

【外治方法】

1. 针刺疗法

（1）选穴　选取手背二环4穴（TSBh2-4，双侧），足背一环穴7穴（DZBh1-7，双侧）；腹二环12、3、6、9穴（RFh2-12、3、6、9）、右侧内三杆（DNSg）、左侧外上桩（DWSz）。

（2）操作方法　取1寸和3寸毫针，用"8"字环针法针刺。先针手背二环4穴，直刺0.5~0.8寸；接着分别针腹二环12、3、6、9穴（RFh2-12、3、6、9），直刺0.5~0.8寸；再针左侧外上桩（DWSz），直刺1.5~2寸；最后针右侧内三杆（DNSg），直刺1.5~2寸。留针30分钟，久病局部可加温疗法。

（3）治疗疗程　每周治疗2~3次，4周为1个疗程，治疗1~3个疗程。

（4）注意事项　平素应规律就餐，以清淡易消化食物为主，切忌暴饮暴食，或过食生冷寒凉食物。

2. 针挑疗法

（1）选穴　鹰嘴环穴。

（2）操作手法　令患者伸臂握拳，使肘窝部静脉血管怒张；在鹰嘴环穴选取1组穴位进行轻挑、浅挑，使出血。

（3）治疗疗程　每3天1次，7次为1个疗程，至痊愈为止。

3. 陶针疗法

（1）选穴　腰环穴选取2~3组穴位。

（2）操作手法　在腰环穴选取2~3组穴位进行点刺。

（3）治疗疗程　每5天1次，中病即止。

4. 梅花针疗法

（1）取穴　胃俞，脾俞，肝俞，足阳明胃经上的结节、条索和反应点。

（2）操作方法　将上述部位按常规方法消毒，采用事先消毒的梅花针使用中等力度叩击，以叩击部位泛红即可。

（3）治疗疗程　隔2~3天1次，5次为1个疗程。

5. 药刮疗法

（1）材料　生姜、葱白、川椒各20g，热酒适量。

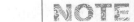

（2）部位选择　胃脘部，足三里。

（3）操作方法　取生姜、葱白，切碎和匀布包，蘸热酒即可刮拭，每个部位刮8~10分钟即可。

（4）治疗疗程　每天1次，7次为1个疗程。

6. 热熨疗法

（1）材料　苏木、香附、桃仁各200g，鲜大风艾30~50g。

（2）部位选择　胃脘部。

（3）操作方法　上药加黄酒少许，炒热后热熨胃脘部，每次热熨10分钟。

（4）治疗疗程　每天4~5次，每次20~30分钟，中病即可。

7. 滚蛋疗法

（1）材料　蛋2只，山楂20g，鸡内金10g，神曲20g，加水750~1000mL，煎沸煮熟。煮好后将蛋浸于药液中保温备用。

（2）部位选择　胃脘部。

（3）操作方法　取煮好的温热蛋1只，趁热在胃部反复滚动热熨，每次热熨10分钟。

（4）治疗疗程　每天3~4次，每次10~15分钟，中病即可。

第七节　奔鹿

【概述】

奔鹿是由于"谷道"不通，"咪胴"（胃）失其和降，气逆于上而引起的食物或痰涎等由"咪胴"中上逆而吐出的病证。壮医认为，本病病因主要有湿毒、寒毒、热毒、痧毒等外邪直侵"咪胴"，"咪胴"气不能下行；或饮食不节，阻滞谷道，"咪胴"气机失降；或情志不遂，伤及内脏，气机阻滞；或"咪隆"（脾）、"咪胴"虚弱，功能失常，导致天、地、人三气不能同步而发病。

奔鹿相当于中医各种病证引起的呕吐，相当于西医学中各种原因引起的呕吐症状。临床上凡由急、慢性胃炎引起的呕吐，或食源性、消化不良性、神经性、耳源性呕吐等，均可参考本病进行治疗。

【外治方法】

1. 药线点灸疗法

（1）取穴　天突，内关，中脘，胃俞，足三里。

（2）随症加减　外邪内袭者加攒竹、头维、列缺、风池、肺俞疏散外邪；饮食停滞者，加下脘、璇肌宣导气机而化积滞；肝气犯胃者，加行间、大冲、阳陵泉以泄肝气；脾胃虚弱者，加脾俞、章门，募俞配穴，培补中土。

（3）治疗疗程　每天灸1~2次，7天为1个疗程。

2. 药物竹罐疗法

（1）材料　竹罐10个，毛巾2条，生姜120g，厚朴60g，丁香20g。把竹罐、药物、毛巾、适量水放入锅内，加盖煎煮约1小时备用。

（2）穴位选择

足太阳膀胱经:肝俞，脾俞，胃俞。

任脉:膻中，中脘。

手厥阴心包经:内关。

足阳明胃经:足三里。

（3）操作方法 选好体位，暴露拔罐位置，用长镊将浸透药物的竹罐从药液中取出，快速甩净水珠，并在灌口处快速擦拭水渍后，趁热迅速将罐口扣于拔吸部位的皮肤上，轻轻按压，留罐 5~10 分钟。膻中穴、中脘穴采用锋利的三棱针在罐印部轻刺 2~3 针，又迅速取热罐在针刺部位再次拔罐。起罐后须用消毒棉球将拔吸出来的血擦拭干净。最后用蘸有药液的消毒毛巾轻敷于所拔吸的部位，凉后再换热毛巾，反复 2~3 次。

（4）治疗疗程 隔天施术 1 次，7 次为 1 个疗程。

3. 敷贴疗法

（1）材料与方法 竹茹，半夏，生姜，捣烂，加少许盐和麻油，烘热敷在神阙穴上，用胶布固定即可。

（2）治疗疗程 每天换药 1 次，中病即可。

4. 熏洗疗法

（1）材料 半夏 20g，生姜 15g，陈皮 15g，茯苓 20g。

（2）操作方法 加适量水后煎煮上述药物，水煎至沸腾，趁水温较高有蒸汽时熏蒸头部，待水温降至人体能耐受的温度后再用药液淋洗或浸泡全身。

（3）治疗疗程 每天 1 次，5 次为 1 个疗程。

5. 鲜花叶透穴疗法

（1）选穴 中脘，天枢，足三里，太冲，内关。

（2）材料 新鲜荷叶，线香。

（3）操作方法 将新鲜荷叶剪成大小适合的小片，把叶片放在选定的穴位上，点燃线香隔叶片灸灼。灸灼致叶片干即可换叶片，每个穴位灸灼 2~3 片叶片。

（4）治疗疗程 每天 1 次，5 次为 1 个疗程。

第八节 沙 呃

【概述】

沙呃是指谷气上逆动膈，气逆上冲，以喉间呃呃连声，声短而频，令人不能自止为主的病证。沙呃不是一个独立的病证，多由其他疾病所引发，其病情的轻重与原发病的轻重和患者的体质有直接关系。壮医认为，其主要病因是由于寒气蕴蓄，或燥热内盛，气郁痰阻，或正气亏虚等，导致"咪胴"（胃）气上逆，使三道两路受阻，气血失衡，天、地、人三气不能同步而发病。属壮医谷道病范畴。

沙呃相当于中医学的呃逆;相当于西医学中各种原因引起的气逆上冲，喉间呃呃连声的症状。临床凡由单纯性膈肌挛痉、胃肠神经官能症，某些胃、肠、腹膜、纵隔、食管等疾病引起的气逆上冲，喉间呃呃连声的症状，均可参考本病的治疗。

【外治方法】

1. 针刺疗法

（1）选穴　手背二环4穴（TSBh2–4，双侧）、足面二环12穴（DZMh2–12，双侧）；臂内三穴（TBNSx，双侧）。

（2）操作方法　取1寸毫针，用轻针法、"8"字环针法针刺。先针左侧手背二环4穴，直刺0.5~0.8寸；接着针右侧足面二环12穴、左侧足面二环12穴，直刺0.8~1寸；再针右手背二环4穴，直刺0.5~0.8寸；最后分别针左、右侧臂内三穴，直刺0.8~1寸。留针30分钟。

（3）治疗疗程　每周治疗2~3次，中病则止。

（4）注意事项　平时少食生、冷、辛、热食品，保持情绪稳定。

2. 针挑疗法

（1）部位选择　腿弯穴（DTWx），喉环2、5、7、10穴（THh–2、5、7、10）。

（2）操作手法　在右手各指（拇指除外）戴上顶针（或用小篾片制成的指环亦可）2个，蘸冷开水后在腿弯穴处拍打50~60次，至出现血疱。常规消毒后用轻挑手法，挑破血疱，使出血水。喉环2、5、7、10穴采用轻挑、浅挑，使微出血。

（3）治疗疗程　5天1次，中病即止。

3. 药线点灸疗法

（1）取穴　上脘，屋翳。

（2）随症配穴　伴消化道症状者，加灸足三里；伴心神症状者，加灸内关；若疗效欠佳时，加灸天突、膈俞、下关元。

（3）点灸方法　每天施灸1次，必要时可多次施灸。

4. 药物竹罐疗法

（1）材料　竹罐15个，毛巾2条，丁香30g，柿蒂60g，生姜60g，土人参60g。把竹罐、药物、毛巾、适量水放入锅内，加盖煎煮约1小时备用。

（2）穴位选择

足太阳膀胱经：膈俞，脾俞，胃俞。

手太阳小肠经：天宗。

任脉：膻中，中脘。

手厥阴心包经：内关。

足阳明胃经：梁门。

经外奇穴：呃逆穴（前胸，乳头直下5寸）。

（3）操作方法　选好体位，暴露拔罐位置，用长镊将浸透药物的竹罐从药液中取出，快速甩净水珠，并在灌口处快速擦拭水渍后，趁热迅速将罐口扣于拔吸部位的皮肤上，轻轻按压，留罐5~10分钟。呃逆穴拔罐后将罐用力上提5~10次。膻中穴、中脘穴、内关穴、梁门穴采用锋利的三棱针在罐印部轻刺2~3针，又迅速取热罐在针刺部位再次拔罐。起罐后须用消毒棉球将拔吸出来的血擦拭干净。最后用蘸有药液的消毒毛巾轻敷于所拔吸的部位，凉后再换热毛巾，反复2~3次。

（4）治疗疗程　隔天施术1次，7次为1个疗程。

5. 滚蛋疗法

取热滚法。

（1）材料 蛋2只，丁香、法半夏、生姜、陈皮各等量，加水750~1000mL，煎沸煮熟。煮好后将蛋浸于药液中保温备用。

（2）滚蛋操作 取煮好的温热蛋1只，趁热在患者胸腹部及上肢反复滚动热熨。胸腹部以任脉上脘穴至下脘穴为重点；上肢以手厥阴心包经由曲泽穴至内关穴为重点。每个部位滚动20余次。滚蛋后，令患者静卧即可。

（3）治疗疗程 每天1次，根据患者病情，至症状缓解，以及蛋黄表面隆起的小点减少或消失为止。

6. 敷贴疗法

（1）材料与方法 芒硝、胡椒、朱砂、丁香各适量，共研细，加少许麻油，烘热敷在神阙穴上，用胶布固定即可。

（2）治疗疗程 每天换药1次，中病即可。

7. 梅花针疗法

（1）取穴 双侧足太阳膀胱经，足三里，太冲。

（2）操作方法 将上述部位按常规方法消毒，采用事先消毒的梅花针使用中等力度叩击，以叩击部位泛红即可。

（3）治疗疗程 隔2~3天治疗1次，7次为1个疗程。

8. 鲜花叶透穴疗法

（1）选穴 内关，中脘，呃逆，足三里，膈俞，胃俞，肝俞。

（2）材料 新鲜荷叶，线香。

（3）操作方法 将新鲜荷叶剪成大小适合的小片，把叶片放在选定的穴位上，点燃线香隔叶片灸灼。灸灼致叶片干即可换叶片，每个穴位灸灼2~3片叶片。

（4）治疗疗程 每天1次，5次为1个疗程。

9. 药刮疗法

（1）选穴 中脘，下脘，足三里，内关，太冲，膈俞，胃俞，脾俞，肝俞。

（2）材料 野芋头1个。

（3）操作方法 将野芋头煨热，切去一小片，趁热以切面刮治。

（4）治疗疗程 每天1次，中病即可。

第九节 泄 泻

【概述】

泄泻是指大便次数增多，粪便稀薄或溏软而不成形，或稀薄如水样的一种病证。其病因有感受外邪、饮食所伤、情志不调、禀赋不足及久病脏腑气血虚弱等，主要病机是谷道脾虚湿盛，脾胃运化功能失调，肠道分清泌浊、传导功能失司，是临床常见疾病。

泄泻属于中医的泄泻范畴，相当于西医学的各种原因引起的大便次数增多、粪便稀薄或溏软而不成形，或稀薄如水样的症状。临床凡由急性肠炎、慢性肠炎、肠结核、消化不良、胃肠功能紊乱等引起的大便次数增多、粪便稀薄或溏软而不成条，或稀薄如水样等症，均可参考本病进行治疗。

【外治方法】

1. 针刺疗法

（1）选穴　鹰嘴环 12 穴（TYZh-12），足背中穴（DZBz），腹三环 6 穴（RFh3-6），内三桩（DNSz）。

（2）操作方法　取 1 寸毫针，用"8"字环针法。先针左侧足背中穴（DZBz），然后针右侧鹰嘴环 12 穴（TYZh-12）、左侧鹰嘴环 12 穴（TYZh-12），直刺 0.5~0.8 寸；再针腹三环 6 穴（RFh3-6），直刺 0.5~0.8 寸，最后针左、右侧内三桩（DNSz）。留针 30 分钟。

（3）治疗疗程　每天 1 次，中病则止。

（4）注意事项　针刺治疗要注意，对严重失水或由恶性病变所引起的泄泻要综合性治疗；饮食宜清淡，忌油腻刺激类食物。

2. 针挑疗法

（1）部位选择　肛门内的小黑泡。

（2）操作手法　用消毒三棱针轻挑微出血即可。

（3）治疗疗程　3 天 1 次，中病即止。

3. 陶针疗法

（1）取穴　分别在腰环穴、腹环穴、耳环穴取 1~2 组穴位。

（2）操作手法　以散刺手法。

（3）治疗疗程　2 天 1 次，中病即止。

4. 药线点灸疗法

（1）取穴　急性屙泻取脐周四穴、食背、中脘、天枢、上巨虚、阴陵泉；慢性屙泻取脐周四穴、食背、脾俞、章门、中脘、天枢、足三里。

（2）随症配穴　胸闷呕吐者加内关；滑泄者加命门、大肠俞、三阴交；里急后重者加阴陵泉。

（3）点灸方法　每天施灸 1 次，必要时可多次施灸。

5. 药物竹罐疗法

（1）材料　竹罐 15~20 个，毛巾 2 条，凤尾草 60g，铁苋菜 40g，十大功劳 40g，救必应 60g，车前草 40g，地桃花 60g，桃金娘 40g。把竹罐、药物、毛巾、适量水放入锅内，加盖煎煮约 1 小时备用。

（2）部位选择

足太阳膀胱经：从肝俞穴至小肠俞穴的足太阳膀胱经上寻找压痛点（如无压痛点，则自上而下每次取 1~2 对腧穴）。

任脉：神阙，关元。

足阳明胃经：天枢，足三里，上巨虚。

足太阴脾经：三阴交。

（3）操作方法　每次选取背部痛点或 1~2 对腧穴、腹部 2 个穴位、下肢 2 个穴位施术。暴露拔罐位置，用长镊将浸透药物的竹罐从药液中取出，快速甩净水珠，并在灌口处快速擦拭水渍后，趁热迅速将罐口扣于拔吸部位的皮肤上，轻轻按压，留罐 5~10 分钟。背部痛点采用锋利的三棱针在罐印部轻刺 2~3 针，又迅速取热罐在针刺部位再次拔罐。起罐后须用消毒棉球将拔吸出来的血擦拭干净。最后用蘸有药液的消毒毛巾轻敷于所拔吸的部位，凉后再换热毛巾，反复 2~3 次。

（4）治疗疗程　每天施术 1 次，7 次为 1 个疗程。

6. 滚蛋疗法

取热滚法。

（1）材料　蛋 2 只，十大功劳 40g，救必应 30g，五指毛桃 60g，地桃花 50g，桃金娘 40g，加水 750~1000mL，煎沸煮熟。煮好后将蛋浸于药液中保温备用。

（2）操作方法　取煮好的温热蛋 1 只，趁热在腹部反复滚动热熨，以神阙穴为中心，纵向从中脘穴至关元穴来回滚动 20 余次，横向在两侧天枢穴间来回滚动 20 余次，蛋冷随换热蛋，两蛋交替使用。滚蛋后，令患者盖被静卧即可。

（3）治疗疗程　每天 1 次，根据患者病情，至症状缓解，以及蛋黄表面隆起的小点减少或消失为止。

7. 刮疗法

（1）工具　刮板，植物油。

（2）部位选择

背部：刮足太阳膀经，由脾俞穴处沿脊柱两侧向下，刮至大肠俞处。

前胸腹部：刮任脉的中脘穴、关元穴；刮足阳明胃经的天枢穴。

上肢：刮手阳明大肠经，由曲池穴处沿前臂后外侧，经手三里刮至合谷穴处。

下肢：刮足阳明胃经，由足三里穴处沿小腿外侧经上巨虚刮至下巨虚穴处。刮足三阴经（足太阴脾经、足厥阴肝经、足少阴肾经），由阴陵泉处沿小腿内侧经三阴交、太溪等穴，刮至公孙穴处。

（3）刮拭顺序　先刮背部，再刮前胸腹部，最后刮四肢。

（4）刮拭手法　急性腹泻背部用重手法，前胸部及四肢部手法较轻柔。刮治局部出现痧斑为佳。慢性腹泻用轻柔手法。

（5）治疗疗程　隔天 1 次，7 次为 1 个疗程。

8. 足浴疗法

（1）材料　艾叶、藿香、大腹皮、生姜各适量。

（2）操作方法　上药加入 1500mL 水，煎煮 20 分钟后，把药水倒入盆中。先用药水的蒸汽熏脚，等药液温度降至合适后再泡脚。每次浸泡时间一般为 20~30 分钟。

（3）治疗疗程　每天 2 次，中病即可。

9. 敷贴疗法

（1）材料与方法　生姜、大蒜、朱砂、胡椒各适量，研细，加少许盐，烘热敷在神阙穴上，用胶布固定即可。

（2）治疗疗程　每天换药 1 次，中病即可。

10. 鲜花叶透穴疗法

（1）选穴　脐周四穴，食背，中脘，天枢，上巨虚，阴陵泉。

（2）材料　新鲜荷叶，线香。

（3）操作方法　将新鲜荷叶剪成大小适合的小片，把叶片放在选定的穴位上，点燃线香隔叶片灸灼。灸灼致叶片干即可换叶片，每个穴位灸灼2~3片叶片。

（4）治疗疗程　每天1次，5次为1个疗程。

11. 热熨疗法

（1）选穴　脐周四穴，大横，天枢，足三里。

（2）材料　老姜头、老葱头各500g，鲜大风艾30~50g。

（3）操作方法　取上药共切碎，拌米酒适量炒热，放入布袋，扎住袋口热熨，每个穴位热熨5分钟。

（4）治疗疗程　每天4~5次，每次20~30分钟，中病即可。

第十节　屙意卡

【概述】

屙意卡指大肠传导失常导致的大便秘结不通，排便时间延长，或欲大便而艰涩不畅的一种病证。也是临床上的常见症状，可见于多种疾病。

屙意卡属于中医学的便秘范畴；相当于西医学中各种原因引起的大便秘结不通，排便时间延长，或欲大便而艰涩不畅等症。临床凡由功能性便秘、肠道激惹综合征、直肠及肛门疾病所致的便秘以及药物性便秘等症状，均可参考本病进行治疗。

【外治方法】

1. 针刺疗法

（1）选穴　臂内中穴（TBNz，双侧），里内庭穴（DLNt，双侧）；臂内前穴（TBNz，双侧），足面二环8穴（DZMh2-8，双侧）。

（2）操作方法　取1寸和2寸毫针，用"8"字环针法针刺。先针左侧臂内中穴（TBNz），直刺0.8~1.5寸；针右侧里内庭穴（DLNt）、左侧里内庭穴（DLNt），直刺0.3~0.5寸；针右侧臂内中穴（TBNz），针左侧臂内前穴（TBnz），直刺0.5~0.8寸；再针右侧足面二环8穴、左侧足面二环8穴，直刺0.3~0.5寸；最后针右侧臂内前穴（TBNz），直刺0.5~0.8寸。留针30分钟。

（3）治疗疗程　每周2~3次，4周为1个疗程，治疗2~3个疗程。

2. 药线点灸疗法

（1）取穴　神门，神阙，关元。

（2）随症配穴　效果不显时，加灸脐周四穴、足三里、大肠俞、里内庭。神门为心经原穴，脐周四穴、里内庭为壮医经验穴，足三里为胃经合穴，配大肠俞调整胃肠功能，疏通腑气，腑气通则大便通。

（3）点灸方法　每天施灸1次或数次。

3. 药物竹罐疗法

（1）材料　竹罐15~20个，毛巾2条，大黄50g，厚朴100g，枳实50g，木香30g。把竹

罐、药物、毛巾、适量水放入锅内，加盖煎煮约 1 小时备用。

（2）穴位选择

足太阳膀胱经：脾俞，胃俞，肾俞，大肠俞。

任脉：神阙，关元。

足阳明胃经：天枢，足三里，上巨虚。

足太阴脾经：大横，腹结，三阴交。

（3）操作方法　暴露拔罐位置，用长镊将浸透药物的竹罐从药液中取出，快速甩净水珠，并在罐口处快速擦拭水渍后，趁热迅速将罐口扣于拔吸部位的皮肤上，轻轻按压，留罐 5~10 分钟。神阙穴拔罐后将罐上提 10~20 次，拉动皮肤。最后用蘸有药液的消毒毛巾轻敷于所拔吸的部位，凉后再换热毛巾，反复 2~3 次。

（4）治疗疗程　每天施术 1 次，7 次为 1 个疗程。

4. 滚蛋疗法

取热滚法。

（1）材料　蛋 2 只，大黄、枳实、陈皮、川朴各适量，加水 750~1000mL，煎沸煮熟。煮好后将蛋浸于药液中保温备用。

（2）滚蛋操作　取煮好的温热蛋 1 只，趁热在腹部反复滚动热熨，以左下腹部为重点。滚蛋后，令患者多做下蹲起立及仰卧屈髋压腹等动作。

（3）治疗疗程　每天 1 次，根据患者病情，至症状缓解，以及蛋黄表面隆起的小点减少或消失为止。

5. 足浴疗法

（1）材料　番泻叶、大黄各适量。

（2）操作方法　上药加入 1500mL 水，煎煮 20 分钟后，把药水倒入盆中。先用药水的蒸汽熏脚，等药液温度降至合适后再泡脚。每次浸泡时间一般为 20~30 分钟。

（3）治疗疗程　每天 2~3 次，中病即可。

6. 敷贴疗法

（1）材料与方法　丁香、大蒜、生姜适量，捣烂，加少许麻油，烘热敷在神阙穴上，用胶布固定即可。

（2）治疗疗程　每天换药 1 次，中病即可。

7. 梅花针疗法

（1）取穴　天枢，大横，脐周四穴，气海，关元，长强，足三里，太冲。

（2）操作方法　将上述部位按常规方法消毒，采用事先消毒的梅花针使用中等力度叩击，以叩击部位泛红即可。

（3）治疗疗程　隔 2~3 天治疗 1 次，7 次为 1 个疗程。

8. 熏洗疗法

（1）材料　大黄、槐花、芒硝各适量。

（2）操作方法　加适量水后煎煮上述药物，水煎至沸腾，趁水温较高有蒸汽时熏蒸头部，待水温降至患者能耐受的温度后再用药液淋洗或浸泡全身。

（3）治疗疗程　每天 1 次，5 次为 1 个疗程。

第十一节　兰　奔

【概述】

兰奔是由于风、火、痰、虚、瘀引起巧坞失养，出现以头晕眼花、视物旋转为主症的一类病证。轻者闭目可止，重者如坐车船，旋转不定，不能站立，更甚者可突然扑倒。可伴有恶心、呕吐、汗出、面色苍白等症状。壮族民间称为头晕旋转。

兰奔相当于中医眩晕病；西医学中的高血压病、低血压、梅尼埃病、椎基底动脉供血不足、脑动脉硬化症等，以头晕为主症者，可参考本病进行治疗。

【外治方法】

1. 针刺疗法

（1）选穴　天宫穴（TTg），眉心穴（TMx），足面一环 7 穴（DZMh1-7，双侧），足背中穴（DZBz，双侧）；手背二环 3、4 穴（TSBh2-3、4，双侧），足面二环 3、4 穴（DZMh2-3、4，双侧）；鹰嘴环 6、12 穴（TYZh-6、12，双侧），膝二环 5、7 穴（DXh2-5、7，双侧）。

（2）操作方法　取 1 寸毫针，用"8"字环针法针刺。先针天宫穴，斜刺入 0.3~0.8 寸，针左侧足面一环 7 穴、左侧足背中穴、右侧足面一环 7 穴、右侧足背中穴，直刺 0.5~0.8 寸，针眉心穴斜刺 0.5~0.8 寸；接再针左侧手背二环 3、4 穴，右侧足面二环 3、4 穴，针右侧手背二环 3、4 穴；最后针左侧鹰嘴环 6、12 穴、右侧膝二环 5、7 穴，右侧膝二环 5、7 穴，左侧鹰嘴环 6、12 穴。留针 30 分钟。

（3）治疗疗程　每周 2~3 次，4 周为 1 个疗程，治疗 3 个疗程。

2. 针挑疗法

（1）取穴　分别在天一环穴（TTh1）、天二环穴（TTh2）、解毒区各选取 1~2 组穴位进行挑治。

（2）操作手法　轻挑，点挑，也可令每穴放血 1~2 滴。

（3）治疗疗程　5 天 1 次，4 次为 1 个疗程，中病即止。

3. 药线点灸疗法

（1）取穴　攒竹，百会，风池，太阳。

（2）随症配穴　伴胸闷呕吐者，加天突、止吐、内关、足三里；高血压者，加下关元、曲池、足三里；气血不足者，加脾俞、足三里、气海；肝阳上亢者，加风池、肝俞、肾俞、行间；痰浊内阻者，加丰隆、中脘、内关、解溪、头维。

（3）点灸方法　每天施灸 1 次，10 天为 1 个疗程。

4. 滚蛋疗法

取热滚法。

（1）材料　蛋 2 只，天麻、川芎、钩藤、僵蚕各适量，加水 750~1000mL，煎沸煮熟。煮好后将蛋浸于药液中保温备用。

（2）滚蛋操作　取煮好的温热蛋 1 只，趁热在患者头部、额部、颈肩部反复滚动热熨。头部从印堂穴至神庭穴、从阳白穴至本神穴以及从太阳穴至头维穴，颈肩部沿足少阳胆经，由风池穴至肩井穴。每个部位来回滚动 20 余次，直至微汗出为止。滚蛋后，擦干汗液，令患者盖被静卧即可。

（3）治疗疗程　每天1次，根据患者病情，至症状缓解，以及蛋黄表面隆起的小点减少或消失为止。

5. 刮疗法

（1）工具　刮板1个，植物油适量。

（2）部位选择

头面部：刮督脉，由上星穴沿后正中线向后，经百会、刮至风府穴处；刮足少阳胆经阳白穴；刮印堂穴。

颈肩部：刮足少阳胆经，由风池穴处沿颈部经完骨刮至肩部的肩井穴处。

上肢：刮手阳明大肠经的合谷穴。

下肢：刮足阳明胃经的足三里穴；刮足厥阴肝经的太冲穴。

（3）刮拭顺序　先刮头部，再刮颈肩部，最后刮四肢。

（4）刮拭手法　手法较轻柔，以出现痧斑为佳。

（5）治疗疗程　隔天1次，7次为1个疗程。

6. 足浴疗法

（1）材料　夏枯草、桑叶、石决明各100g。

（2）操作方法　上药加入1500mL水，煎煮20分钟后，把药水倒入盆中。先用药水的蒸汽熏脚，等药液温度降至合适后再泡脚。每次浸泡时间一般为20~30分钟。

（3）治疗疗程　每天2~3次，中病即可。

7. 熏洗疗法

（1）材料　防风、荆芥、肉桂、菊花、桑枝、钩藤等各适量。

（2）操作方法　加适量水后煎煮上述药物，水煎至沸腾，趁水温较高有蒸汽时熏蒸患处，待水温降至患者能耐受的温度后再用药液淋洗或浸泡全身。

（3）治疗疗程　每天1次，5次为1个疗程。

第十二节　麻　邦

【概述】

麻邦是指由于身体内某些脏腑功能失调导致阴阳失衡，临床主要表现为突然昏仆、偏瘫、神志不清、口眼㖞斜、语言不利，或不经昏仆而见痿软不遂的一种病证。其病因病机主要是肝肾阴亏、肝阳上亢，或风痰阻络、气虚血滞、脉络瘀阻等引起龙路、火路及其网络的部分通道不畅或闭塞不通，导致三道两路受阻，天、地、人三气不能同步而致。属于壮医的巧坞病、龙路病或火路病范畴。

麻邦相当于中医"偏瘫"，相当于西医学的中风后遗症。

【外治方法】

1. 针刺疗法

（1）选穴　天宫穴（TTg），地井穴（DDj，双侧），手背二环2、4穴（TSBh2-2、4，双侧），足面一环7、8穴（DZMh1–7、8，双侧），右侧内三杆（DNSg），左侧前上桩（DQSz），膝二环7、10穴（DXh2–7、10，双侧），健侧"以应为腧"。

（2）操作方法 取1寸、2寸、3寸毫针，用"8"字环针法。先针天宫穴，平刺0.3~0.5寸；针刺左、右侧地井穴，直刺0.3~0.5寸；针左侧手背二环2、4穴、右侧足面一环7、8穴，左侧足面一环7、8穴、右侧手背二环2、4穴，直刺0.5~0.8寸；再针右侧内三杆和左侧前上桩，直刺2~2.5寸，针左、右膝二环7、10穴；最后，针健侧的"以应为腧"穴。留针30分钟。

（3）治疗疗程 每周针2次，一般3个月为1个疗程，可治疗1~3个疗程。

2. 药线点灸疗法

（1）取穴 半身不遂者，上肢可取肩髃、曲池、手三里、外关、合谷，下肢可取环跳、阳陵泉、足三里、解溪、昆仑。口眼歪斜者，取地仓、颊车、合谷、内庭、太冲，再依病部酌取牵正、水沟、四白、下关等穴。

（2）点灸方法 每天点灸1次，疗程视病情而定。

3. 药物竹罐疗法

（1）材料 竹罐20~25个，毛巾2条，透骨消30g，伸筋草90g，红花30g，桂枝20g。把竹罐、药物、毛巾、适量水放入锅内，加盖煎煮约1小时备用。

（2）穴位选择

经外奇穴：华佗夹脊穴。

足太阳膀胱经：由大杼沿脊柱两侧向下至肾俞、承扶、委中、承山。

手阳明大肠经：肩髃，臂臑，曲池，手三里，合谷。

足少阳胆经：环跳，风市，阳陵泉，悬钟。

足阳明胃经：髀关，伏兔，梁丘，足三里，丰隆。

足太阴脾经：阴陵泉，三阴交。

（3）操作方法 华佗夹脊穴与背部膀胱经穴位交替使用。暴露拔罐位置，用长镊将浸透药物的竹罐从药液中取出，快速甩净水珠，并在灌口处快速擦拭水渍后，趁热迅速将罐口扣于拔吸部位的皮肤上，轻轻按压，留罐5~10分钟。最后用蘸有药液的消毒毛巾轻敷于所拔吸的部位，凉后再换热毛巾，反复2~3次。

（4）治疗疗程 每天施术1次，7次为1个疗程。

4. 刮疗法

（1）工具 刮板，植物油。

（2）部位选择

头面部：刮拭头部两侧，从头部两侧太阳穴开始，经额厌穴、率谷穴、浮白穴、头窍阴穴，至风池穴。刮拭前头部，从神庭穴开始，经上星穴、囟会穴、前顶穴，至百会穴。刮拭后头部，从百会穴经后顶穴、强间穴、脑户穴、风府穴，至哑门穴。全头刮拭，以百会穴为中心，呈放射状向全头发际处刮拭。口眼㖞斜者，可加刮面部阳白、四白、迎香、地仓、颊车等穴。

背部：刮足太阳膀胱经，由天柱穴处沿脊柱两侧，经大杼、肺俞、心俞、肝俞、脾俞、胃俞等穴，刮至肾俞穴处。

胸腹部：刮任脉，由中脘穴刮至下脘穴，由气海穴刮至关元穴。

上肢:刮手阳明大肠经,由肩髃穴处沿上肢前侧向下,刮至合谷处。刮手少阳三焦经,由臑会穴处沿上肢后侧向下,刮至阳池穴处。刮手厥阴心包经,由肘部前侧曲泽穴处沿前臂前侧正中向下,刮至手心劳宫穴处。

下肢:刮足阳明胃经,由髀关穴处沿大腿外则向下经伏兔、梁丘、犊鼻、足三里等穴,刮至丰隆穴处。刮足少阳胆经,由环跳穴处沿大腿外侧经风市、阳陵泉等穴,刮至悬钟穴处。刮足太阳膀胱经,由承扶穴处沿下肢后侧向下,经殷门、委中、承山等穴,刮至昆仑穴处。刮足三阴经(足太阴脾经、足厥阴肝经、足少阴肾经),由血海穴处沿下肢内侧经阴陵泉、三阴交、太溪、照海等穴,刮至太冲穴处。

(3)刮拭顺序 先刮头面部,再刮背部,后刮胸腹部,最后刮四肢。

(4)刮拭手法 头面部、胸腹部手法较轻柔,背部手法可稍加重,四肢肌肉丰厚处可用稍重手法,肌肉浅薄处手法宜轻。

(5)治疗疗程 隔天1次,7次为1个疗程。

5. 经筋疗法

中风后遗症,顾名思义,既有中风的存与去的问题,又有中风与后遗症的并存问题。经筋疗法,临床注重上述问题的区别与识别,从中明确:一是中风脑损伤的病症仍存在,治疗脑的康复工作应当继续;二是中风过后,脑的损伤已基本恢复或已全恢复,则主要医治后遗症;三是脑损伤继续影响着后遗症,两者都需要同时治疗,以治疗脑的康复来解除后遗症的康复。一般说来,脑已康复的后遗症,其虽然不会自然康复,但通过治疗获得康复较容易。

经筋疗法对于中风后遗症的治疗基本原则,是以舒筋活络来调整脑的康复,从而带动后遗症残体的康复;同时,对因中风造成的残体及肢节,同样以舒筋解结的综合疗法,促使其尽早获得康复。构成上下并治,治脑与治残肢并举的施治手段。基于这个基本原则指导下,从经筋治病原理考究,经筋疗法治瘫的基本方法如下:

(1)脑的康复法 以头、颈、肩及华佗夹脊穴的舒筋来促进脑的康复,称为近位"舒筋健脑"法。近位"舒筋健脑",尤以颞部经筋穴位为主要施治部位,其中颞7针的疗效最优。在近位健脑的同时,以手、足的六条经筋远端指爪穴位,作为远程调节经络施治,形成远、近调节经络疗法。

(2)残肢康复法 根据"维筋相交"原理,偏瘫肢体的康复治疗,首先取其对应的头部颞筋区穴位施治;尔后对偏枯的残肢,做阴、阳六条经筋的全面查灶,将查出的经筋结灶,分别做点、线、面的逐一解结治疗,令其血络筋脉全面畅通,促进残肢的康复。需要阐明的是,残肢之所以经过一般施治方法奏效较慢,其主要是一般针灸医生缺乏多维性的施治体验;特别是下肢的三阴经筋,其所处部位较深,按常规尺寸取穴法治疗,多不能达到每条经筋的全程松解要求。例如,足少阴经筋的中风后遗症,常出现下肢跛足。因此,按六经逐一查灶,并施以系列解结,及多维性解锁的治疗方法,具有显著提高临床疗效的效果。

6. 足浴疗法

(1)材料 路路通、五加皮、川芎、威灵仙、透骨草各适量。

(2)操作方法 上药加入1500mL水,煎煮20分钟后,把药水倒入盆中。先用药水的蒸汽熏脚,等药液温度降至合适后再泡脚。每次浸泡时间一般为20~30分钟,最好用深一点的盆,把小腿也一起浸泡效果更好。药水在重复使用时,只需在泡脚前加热到药液沸腾即可。

（3）疗程方法　每天 2~3 次，中病即可。

7. 梅花针疗法

（1）取穴　巨骨，手三里，足三里，环跳，阳陵泉，三阴交，太冲。

（2）操作方法　将上述部位按常规方法消毒，采用事先消毒的梅花针使用中等力度叩击，以叩击部位泛红即可。

（3）疗程方法　每天治疗 1 次，7 次为 1 个疗程。

8. 熏洗疗法

（1）材料　八角枫、透骨草、伸筋草、威灵仙、地龙、桑枝等各适量。

（2）操作方法　加适量水后煎煮上述药物，水煎至沸腾，趁水温较高有蒸汽时熏蒸头部，待药液温度降至患者能耐受后再淋洗或浸泡全身。

（3）疗程方法　每天 1 次，10 次为 1 个疗程。

9. 鲜花叶透穴疗法

（1）选穴　内关，合谷，神阙，关元，足三里，绝骨，风市，阳陵泉，环跳。

（2）材料准备　新鲜荷叶，线香。

（3）操作方法　将新鲜荷叶剪成大小适合的小片，把叶片放在选定的穴位上，点燃线香隔叶片灸灼。灸灼致叶片干即可换叶片，每个穴位灸灼 2~3 片叶片．

（4）疗程方法　每天 1 次，10 次为 1 个疗程。

10. 热熨疗法

（1）选穴　患侧。

（2）材料　老姜头、老葱头各 500g，鲜大风艾 30~50g。

（3）操作方法　取上药切碎，拌米酒适量炒热，放入布袋，扎住袋口，熨患侧。

（4）疗程方法　每天 3~4 次，每次 20~30 分钟，中病即可。

第十三节　哪呷

【概述】

哪呷是指由于人体正虚，风寒毒气侵袭，龙路、火路气机阻滞，出现口眼㖞斜、语言不清、口角流涎等表现的疾患。本病可发生于任何年龄，但以 20~40 岁者居多，面部左右两侧的发病率大致相等，一年四季均有发病，尤以冬春季发病较多，男性略多于女性。壮医认为，本病的发生主要为风寒毒邪内侵，阻滞了三道两路，筋脉失养，筋肌纵缓不收而发病。

本病相当于中医学面瘫、歪嘴巴、吊线风等范畴，相当于西医学的周围性面神经麻痹。

【外治方法】

1. 针挑疗法

（1）部位选择　在患侧内颊部黏膜上，相当于地仓穴的对应点"内地仓穴"，作为第一挑刺点，由此点沿咬合线向后挑两个点，每点间隔 0.5cm，然后在咬合线的上、下各 0.5cm 的平行线上，再于上述第一、二挑刺点间和第二、三挑刺点之间各挑刺一点，共挑七点。

（2）操作手法 患者先用 3% 硼酸水漱口，以清洁口腔，医者用拇指、食指、中指将患侧口角颊部黏膜暴露，轻挑、点挑，使其出血，并略有痛感为宜，亦可轻挑患侧口唇内侧黏膜上的紫色小静脉，使之出血少许，挑刺过程中和挑刺完毕，用 3% 的硼酸水漱口，清洁口腔。

（3）治疗疗程 每天 1 次，连续 3~5 日，停 1 天再挑。

2. 药线点灸疗法

（1）取穴 天牖，角孙，手三里，地仓，下关，新会，颊车。

（2）点灸方法 每天施灸 1~2 次，15 天为 1 个疗程。

3. 滚蛋疗法

取热滚法。

（1）材料 蛋 2 只，艾叶、透骨消、伸筋藤、红花各适量，加水 750~1000mL，煎沸煮熟。煮好后将蛋浸于药液中保温备用。

（2）滚蛋操作 取煮好的温热蛋 1 只，趁热在患者头部、额部、面部、颈部反复滚动热熨。每个部位来回滚动 20 余次。滚蛋后，令患者注意面部防寒，避免受风即可。

（3）治疗疗程 每天 1 次，根据患者病情，至症状缓解，以及蛋黄表面隆起的小点减少或消失为止。

4. 熏洗疗法

（1）材料 防风、荆芥、薄荷、川芎、当归尾、桂枝、生姜各适量。

（2）操作方法 加适量水后煎煮上述药物，水煎至沸腾，趁水温较高有蒸汽时熏蒸头面部，待药液降至患者能耐受的温度后再熏洗患处和浸泡全身。

（3）治疗疗程 每天 1 次，5 次为 1 个疗程。

5. 鲜花叶透穴疗法

（1）选穴 太阳，攒竹，颊车，地仓，迎香，大椎，风门。

（2）材料 新鲜荷叶，线香。

（3）操作方法 将新鲜荷叶剪成大小适合的小片，把叶片放在选定的穴位上，点燃线香隔叶片灸灼。灸灼致叶片干即可换叶片，每个穴位灸灼 2~3 片叶片。

（4）治疗疗程 每天 1 次，5 次为 1 个疗程。

第十四节 图吡

【概述】

图吡是指由于外感或内伤致使巧坞不利所引起的以自觉头部疼痛为主症的一种病证。图吡是一种常见的自觉症状，可单独出现，亦可见于多种急、慢性疾病，可见整个头部疼痛或头的前、后、偏侧部疼痛。其发病与外感风、寒、湿，内伤肝、脾、肾三脏有关，常见气血亏损及瘀血内阻导致三道两路闭阻，巧坞失其濡养，发为图吡。本节所论述的图吡主要为内科范围内以头痛为主要症状，经检查无颅内占位性病变者。

图吡属于中医头痛的范畴，相当于西医的颈椎病、高血压、偏头痛、血管神经性头痛、紧张性头痛等范畴以及一些五官科疾病引起的头痛。

NOTE

【外治方法】

1. 针挑疗法

主要分三个方面来治疗：

（1）头晕痛

部位选择：印堂穴，太阳线。

操作手法：轻挑，行挑两侧太阳线各点，点挑印堂穴，使微出血。

治疗疗程：5 天挑 1 次，7 次为 1 个疗程。

（2）偏头痛

部位选择：患者头部有特别酸痛感处。

操作手法：先用斑蝥（有剧毒，忌入口和接触眼睛）1 只，除去头、翅、足，焙干研末，放在塑料纸上，然后包于患者感觉特别酸痛处，用胶布固定，经过 12 小时后局部生成小水疱，用针挑破，流出黄水。

治疗疗程：5 天挑 1 次，7 次为 1 个疗程。

（3）头项强痛

部位选择：头枕部 9 个挑点。

操作手法：轻挑，行挑或排挑，使微出血。

治疗疗程：5 天挑 1 次，7 次为 1 个疗程。

2. 药线点灸疗法

（1）取穴　四神聪，攒竹，头维，百会，风池，食魁，中魁，无魁。

（2）随症加减

偏头痛：攒竹，头维，食魁（交叉使用）。

前额痛：攒竹，头维。

后头痛：攒竹，头维，风池，无魁。

颠顶痛：攒竹，头维，百会，上星，中背。

（3）点灸方法　每天点灸 1 次，或 2~3 次。

3. 药物竹罐疗法

（1）材料　竹罐 20 个，毛巾 2 条，狗肝菜 60g，金银花 30g，板蓝根 45g，钩藤 30g，生石膏 90g。把竹罐、药物、毛巾、适量水放入锅内，加盖煎煮约 1 小时备用。

（2）穴位选择

经外：印堂，太阳，颈项中上段两侧压痛点。

督脉：大椎。

足少阳胆经：风池，肩井。

手太阳小肠经：天宗。

手阳明大肠经：合谷。

（3）操作方法　暴露拔罐位置，用长镊将浸透药物的竹罐从药液中取出，快速甩净水珠，并在灌口处快速擦拭水渍后，趁热迅速将罐口扣于拔吸部位的皮肤上，轻轻按压，留罐 5~10 分钟。最后用蘸有药液的消毒毛巾轻敷于所拔吸的部位，凉后再换热毛巾，反复 2~3 次。

（4）治疗疗程　每天施术1次，7次为1个疗程。

4. 刮疗法

（1）工具　刮板1个，植物油适量。

（2）部位选择

头面部：可全头刮拭，重点刮督脉，由上星穴沿后正中线向后，经百会、刮至风府穴处。刮印堂穴、刮太阳穴。

颈肩部：刮足少阳胆经，由风池穴处沿颈部，经完骨刮至肩部的肩井穴处。

背部：刮足太阳膀胱经，由天柱穴处沿脊柱两侧向下，刮至背部风门穴处。

上肢：刮手阳明大肠经，由曲池穴处沿前臂后外侧向下，经手三里刮至合谷穴处。

下肢：刮足厥阴肝经的太冲穴。

（3）刮拭顺序　先刮头部，再刮颈肩部，后刮背部，最后刮四肢。

（4）刮拭手法　背部用重手法，头面、颈肩、四肢部手法较轻柔。以出现痧斑为佳。

（5）治疗疗程　隔天1次，7次为1个疗程。

5. 经筋疗法

经筋手法治疗头痛前应查明病因，患者取仰卧位，术者先以拇指指尖在头部由前至后，由左至右，如插秧一样，密密麻麻依次有规律地将头表面点按一遍，患者在其点按时胀痛最明显处即为局部筋结，一般局部筋结位于头痛发作之处，有时也可能找不到局部筋结，可在双侧太阳（在颞部，眉梢与目外眦之间，向后约一横指）及周围、双侧风池（在颈后，与风府穴相平，胸锁乳突肌与斜方肌上方之间的凹陷中）及周围找到压痛点，这四处为头痛症状固有的压痛点，称为固定筋结，是治疗头痛的敏感区。

（1）头项痛　术者根据疾病病因查找筋结位置，即疾病筋结，在神经刺激性头痛中，三叉神经痛在外耳道正下方的2cm×3cm处有一筋结，稍压之胀痛难忍。眶上神经炎在眶上切迹处有明显压痛。因足少阳经筋经行腋窝、乳旁而至头部一侧，偏头痛常在头痛一侧的乳房靠腋窝的地方有一敏感点，有的患者不明显，但据此按揉也有利减轻头痛发作。

术者以稳重有力的手法，或用拇指，或用手的鱼际，舒解局部筋结、固定筋结、疾病筋结5~10分钟，而后以叩击法叩击头痛部位，作用面宜广，缓解头痛，再沿双侧眉棱上以双拇指指间关节由内向外推抹，反复10余次。手法可选反射法，即以风池上1cm处为反应敏感点，术者采用反射手法，患者头顶部可出现麻胀感觉，操作1~2分钟。

颈椎性头痛多在颈椎旁存在有疾病筋结，采用颈椎定点复位法，纠正偏移的颈椎，松解肌肉韧带，解除痉挛，恢复颈椎的内外平衡。有时头痛为多种病因造成，治疗手法应遵循彼此兼顾、各有侧重的原则。

（2）偏头痛　经筋查灶常于眶隔筋区的内上角及眶上缘，查见大皱眉肌及眶上孔肌筋形成的筋结病灶；眶外梢的小皱眉肌，形成蒜粒状的筋结；颞筋区的前、后颞肌及筋膜，除于颞上线查到至少有3个筋结点病灶以外，尚可查到其小索形病灶；上关及下关穴，多形成紧张块状病变。部分患者，颞肌呈现肌疑块症；耳筋区的上耳、前耳肌及后耳肌，呈屈曲状筋结；枕筋区的项上线肌筋附着点及颈，可查到筋结点及斜方肌、颈夹肌、头长肌等呈索样变。部分患者的前胸及背胸，亦可查到相应的肌筋筋结病灶形成。

在进行全身查灶基础上，贯彻"以灶为腧"法则，以理筋手法施予理筋解结。重点对眶隔

NOTE

筋区、颞筋区、枕筋区及颈筋区施以每一个病灶的不同手法理筋，达到筋结病灶的一般松解。针对上述筋区的瘤结病灶，以固灶行针方法，应用尽筋分刺、轻点刺络、分段消灶、轮刺离筋等，加以针刺消灶解结。于头、颈、背、胸可行拔罐部位，施以拔罐治疗，令施治部位充分潮红充血，利于病灶的吸收修复。根据患者病情需要及承受能力，进行补遗及辅助治疗。施治次数及疗程间隔，按治疗常规执行。

6. 足浴疗法

（1）材料　当归、桃仁、红花、白芷、菊花、桑白皮、生姜、紫苏、荆芥、防风、独活、羌活各 30g，葱白少许。

（2）操作方法　上药加入 1500mL 水，煎煮 20 分钟后，把药水倒入盆中。先用药水的蒸汽熏脚，等药液温度降至合适后再泡脚。每次浸泡时间一般为 20~30 分钟，最好用深一点的盆，把小腿也一起浸泡效果更好。药水在重复使用时，只需在泡脚前加热到药液沸腾即可。

（3）治疗疗程　每天 2 次，30 次为 1 个疗程。

7. 梅花针疗法

（1）取穴　百会，风池，大椎，双足太阳膀胱经、足厥阴肝经、足少阳胆经。

（2）操作方法　将上述部位按常规方法消毒，采用事先消毒的梅花针使用中等力度叩击，以叩击部位泛红即可。

（3）治疗疗程　隔天治疗 1 次，5 次为 1 个疗程。

8. 熏洗疗法

（1）材料　防风、荆芥、川芎、晚蚕沙、白芷各适量。

（2）操作方法　加适量水后煎煮上述药物，水煎至沸腾，趁水温较高有蒸汽时熏蒸头部，待药液降至患者能耐受的温度后再淋洗或浸泡全身。

（3）治疗疗程　每天 1 次，5 次为 1 个疗程。

9. 鲜花叶透穴疗法

（1）选穴　大椎，风门，百会，太阳，角孙，太溪，三阴交，肝俞，太冲。

（2）材料　新鲜荷叶，线香。

（3）操作方法　将新鲜荷叶剪成大小适合的小片，把叶片放在选定的穴位上，点燃线香隔叶片灸灼。灸灼致叶片干即可换叶片，每个穴位灸灼 2~3 片叶片。

（4）治疗疗程　每天 1 次，5 次为 1 个疗程。

第十五节　缩印糯哨

【概述】

缩印糯哨指以肢体痿软、不能随意运动为主要症状，或伴有肌肉萎缩的一种疾病，临床上以下肢痿软较为多见。壮医认为，缩印糯哨多因热结津亏，或"咪叠"（肝）"咪腰"（肾）精血亏损，筋脉失养，"两路"不通所致。

缩印糯哨相当于中医痿证，相当于西医学中的进行性肌营养不良、多发性神经炎、脊髓病变、重症肌无力、脑血管意外后遗症、周期性麻痹症等。

【外治方法】

1. 药线点灸疗法

（1）取穴　梁丘，足三里，伏兔，阴市，筋缩。眼睑下垂（重症肌无力）选攒竹，鱼腰，太阳，阳白。

（2）点灸方法　每天施灸1次，20次为1个疗程。

2. 刮疗法

（1）工具　刮板1个，植物油适量。

（2）部位选择　头部、颈项、背部、腰骶、腹部、上肢、下肢。

（3）刮拭顺序　先刮头颈背部，再刮腹部，然后刮四肢，最后刮局部。

（4）刮拭手法　手法宜轻柔。

（5）治疗疗程　隔天1次，7次为1个疗程。

3. 经筋疗法

采用综合疗法手段治疗：

（1）对足三阴、三阳经筋，做每一条经筋的线性手法疏通治疗；对其结硬性的节段性筋结点，以局部固灶行针的刺治方法施治。

（2）对腹缓筋、脐外筋结病灶，运用边查灶边消灶的舒筋方法施治。

（3）对髀区、股筋区及腰筋区的筋结，先用理筋手法施治，再用固灶行针法刺治。

（4）对可行拔火罐的腰腿施治部位，施以拔火罐治疗。

（5）指导患者做点穴按摩治疗。

（6）辅以外洗、热熨疗法。

（7）对于机体明显偏虚的患者，分别予补阳或补阴的中药汤剂煎服。

4. 足浴疗法

（1）材料　桑叶、桑枝、木瓜、牛膝、独活、羌活各30g。

（2）操作方法　上药加入1500mL水，煎煮20分钟后，把药水倒入盆中。先用药水的蒸汽熏脚，等药液温度降至合适后再泡脚。每次浸泡时间一般为20~30分钟，最好用深一点的盆，把小腿也一起浸泡效果更好。药液在重复使用时，只需在泡脚前加热到药液沸腾即可。

（3）治疗疗程　每天2~3次，中病即可。

5. 梅花针疗法

（1）取穴　足太阳膀胱经，足阳明胃经，足厥阴肝经，足太阴脾经，足少阴肾经。

（2）操作方法　将上述部位按常规方法消毒，采用事先消毒的梅花针使用中等力度叩击，以叩击部位泛红即可。

（3）治疗疗程　隔天治疗1次，5次为1个疗程。

6. 熏洗疗法

（1）材料　防风、荆芥、贯众叶、大青叶、肉桂、古羊藤、岗梅根、菊花等各适量。

（2）操作方法　加适量水后煎煮上述药物，水煎至沸腾，趁水温较高有蒸汽时熏蒸患处，待药液降至患者能耐受的温度后再淋洗或浸泡全身。

（3）治疗疗程　每天1次，5次为1个疗程。

7. 鲜花叶透穴疗法

（1）选穴　曲池，手三里，伏兔，阳陵泉，足三里，梁丘，阴市，筋缩。

（2）材料　新鲜荷叶，线香。

（3）操作方法　将新鲜荷叶剪成大小适合的小片，把叶片放在选定的穴位上，点燃线香隔叶片灸灼。灸灼致叶片干即可换叶片，每个穴位灸灼 2~3 片叶片。

（4）治疗疗程　每天 1 次，5 次为 1 个疗程。

第十六节　咔吒

【概述】

咔吒是指因风、寒、湿、热毒邪等外邪侵袭，闭阻龙路、火路，导致气血闭阻不能畅行，三道两路阻滞不通引起肢体、肌肉、关节、筋骨等酸痛、麻木、重着及屈伸不利，甚或关节肿大变形或灼热等症状。

咔吒属于中医学的痹证范畴，相当于西医学的坐骨神经痛等属下肢麻痛范围。

【外治方法】

1. 针挑疗法

（1）部位选择　患侧反应穴。

（2）操作手法　慢挑，深挑，点挑，挑净纤维样物，使微出血。如属痼疾，则须配合拔罐疗法，于挑口加拔罐吸出黑色瘀血，每 2~3 天针挑和拔罐 1 次，至痊愈为止。如果病情较轻，可用轻挑，浅挑，疾挑，跃挑，不必挑出纤维。

2. 药线点灸疗法

（1）取穴

手关节：取阳溪，阳池，阳谷，手三里。

足关节：取昆仑，太溪，中封，丘墟。

肩关节：取肩前俞，肩髃，肩中俞，肩外俞，曲池。

膝关节：膝眼，犊鼻，足三里，梁丘。

踝关节：申脉，照海，昆仑，丘墟。

趾端：取患处梅花穴。

腰骶部：取关元俞，膀胱俞，白环俞，上髎，下髎，环跳。

（2）点灸方法　每天施灸 1 次，20 次为 1 个疗程。

3. 药物竹罐疗法

（1）材料　竹罐 20~30 个，毛巾 2 条，闹羊花 30g，黄九牛 60g，八角枫 60g，五指枫 60g，枫树叶 120g，火炭母 60g，过江龙 60g，宽筋藤 100g，麻骨风 60g，大接骨丹 100g，土牛膝 60g，尖尾风 100g（均为鲜品）。把竹罐、药物、毛巾、适量水放入锅内，加盖煎煮约 1 小时备用。

（2）穴位选择

督脉：大椎，身柱，至阳。

足太阳膀胱经:膈俞,脾俞,肾俞,关元俞。

任脉:气海,关元。

局部取穴:肩关节取肩井、肩髎、肩髃、肩中俞、肩外俞、肩前俞、臑俞、肩贞、臂臑、阿是穴;肘关节取肘髎、曲池、手三里、尺泽、曲泽、阿是穴;腕关节取阳溪、阳池、阳谷、手三里、阿是穴;膝关节取血海、梁丘、膝眼、犊鼻、足三里、阳陵泉、阿是穴;踝关节取悬钟、申脉、照海、昆仑、太溪、丘墟、阿是穴;腰骶部取大肠俞、气海俞、关元俞、膀胱俞、白环俞、上髎、下髎、环跳、阿是穴。

（3）操作方法 每个部位选择2~3个穴位。选好体位,暴露拔罐位置,用长镊将浸透药物的竹罐从药液中取出,快速甩净水珠,并在灌口处快速擦拭水渍后,趁热迅速将罐口扣于拔吸部位的皮肤上,轻轻按压,留罐5~10分钟。最后用蘸有药液的消毒毛巾轻敷于所拔吸的部位,凉后再换热毛巾,反复2~3次。

（4）治疗疗程 每天施术1次,7次为1个疗程。

4. 刮疗法

（1）工具 刮板1个,植物油适量。

（2）部位选择

背部:刮督脉,由大椎穴处沿脊柱正中向下,刮至腰阳关穴处;刮足太阳膀胱经,由膈俞穴处沿脊柱两侧向下,刮至肾俞穴处。

腹部:刮任脉,由气海穴向下,刮至关元穴处。

上肢:刮手阳明大肠经的曲池穴。

下肢:刮足阳明胃经,由足三里穴沿小腿前侧向下,刮至丰隆穴处;刮足太阴脾经的血海穴。

局部:刮阿是穴及局部经穴。

（3）刮拭顺序 先刮背部,再刮腹部,然后刮四肢,最后刮局部。

（4）刮拭手法 手法宜轻柔。

（5）治疗疗程 隔天1次,7次为1个疗程。

5. 足浴疗法

（1）材料 生姜、独活、羌活、防风、秦艽、威灵仙、桂枝各50g。

（2）操作方法 上药加入1500mL水,煎煮20分钟后,把药水倒入盆中。先用药水的蒸汽熏脚,等药液温度降至合适后再泡脚。每次浸泡时间一般为20~30分钟,最好用深一点的盆,小腿也一起浸泡效果更好。药液在重复使用时,只需在泡脚前加热到沸腾即可。

（3）治疗疗程 每天2~3次,中病即可。

6. 梅花针疗法

（1）部位选择 督脉,任脉,双侧足太阳膀胱经,压痛点。

（2）操作方法 将上述部位按常规方法消毒,采用事先消毒的梅花针使用中等力度叩击,以叩击部位泛红即可。

（3）治疗疗程 隔天治疗1次,5次为1个疗程。

7. 熏洗疗法

（1）材料 干姜、干辣椒、木瓜、草乌、鸡血藤、牛膝、桃仁、红花、伸筋草各适量。

NOTE

（2）**操作方法**　加适量水后煎煮上述药物，水煎至沸腾，趁水温较高有蒸汽时熏蒸患处，待药液降至患者能耐受的温度后再淋洗或浸泡全身。

（3）**治疗疗程**　每天1次，5次为1个疗程。

8. 热熨疗法

（1）**选穴**　患处。

（2）**材料**　老姜头、老葱头各500g，鲜大风艾或橘子叶30~50g。

（3）**操作方法**　将上药切碎，拌米酒适量炒热，放入布袋，扎住袋口，降温至40~50℃，热熨患处。每次20~30分钟。

（4）**治疗疗程**　每天2~3次，中病即可。

第十章　外伤科病证

第一节　呗嘻

【概述】

呗嘻是指发于乳房部的痈肿，即西医学中的急性乳腺炎，往往好发生在初产、产后尚未满月的哺乳妇女，乳头破裂或乳汁郁滞者更易发生。发病初期，乳房疼痛，炎症部位红肿变硬，并有触痛，后期形成脓肿，最后可穿破皮肤而流脓，可伴有全身发热等症状。壮医认为，呗嘻的发生，多因为恣食厚味，胃经积热；或忧思恼怒，肝气郁结；或乳头破裂，外邪火毒侵入，致使乳房脉络阻塞，排乳不畅；或湿热火毒内蕴，乳房龙路、火路不通，郁热火毒与积乳互凝从而结肿成痈而致。中医乳痈、西医的急性化脓性乳腺炎即属此病。

【外治方法】

1. 针挑疗法

（1）一方

部位选择：患者取坐位，在肩胛之间，第 4~7 胸椎旁，可见到毛孔内陷处，约有小米粒大小，数目 7~10 个不等的小点，此即针挑部位。

操作手法：慢挑，入皮内约 1~2 分，逐一挑破，挑刺即刻出针，不做手法，每天 1 次。

（2）二方

部位选择：第 7 颈椎以下至第 12 胸椎以上部位的皮下小红点。

操作手法：轻挑，浅挑，逐一挑破小红点，微挤出血。

（3）三方

部位选择：肩井穴。

操作手法：先用毫针针刺肩井穴 1.5cm 深，捻转行针至乳部感到酸麻为度；再深挑，挑净穴内纤维样物，微挤出血。

2. 药线点灸疗法

（1）取穴　患处梅花形穴，结顶，手三里。

（2）点灸方法　每天施灸 1 次，连灸 5~7 天。

3. 敷贴疗法

（1）材料与方法　去刺仙人掌适量，捣烂，加少许醋，烘热敷在患处，用胶布固定即可。

（2）治疗疗程　每天换药 1 次，中病即可。

4. 熏洗疗法

（1）材料　紫花地丁、蒲公英、连翘、大青叶、古羊藤、岗梅根各适量。

（2）操作方法　加适量水后煎煮上述药物，水煎至沸腾，趁水温较高有蒸汽时熏蒸头部，待药液降至患者能耐受的温度后再淋洗或浸泡全身。

（3）治疗疗程　每天 1 次，5 次为 1 个疗程。

5. 鲜花叶透穴疗法

（1）选穴　患处。

（2）材料　新鲜荷叶，线香。

（3）操作方法　将新鲜荷叶剪成大小适合的小片，把叶片放在选定的穴位上，点燃线香隔叶片灸灼。灸灼致叶片干即可换叶片，每个穴位灸灼 2~3 片叶片。

（4）治疗疗程　每天 1 次，5 次为 1 个疗程。

第二节　嘻　缶

【概述】

嘻缶是妇女乳腺常见的慢性肿块，是乳腺结构不良，乳腺疾病的早期病变。临床以乳腺发生肿块和疼痛，且与月经周期相关为特点，好发于青、中年妇女，常有经前期乳痛症病史，疼痛及局部触痛为周期性，每因喜怒等情绪变化而消长，常在月经前期加重，月经后缓解或消失。也有在整个月经周期持续性疼痛，还有部分患者无症状，仅在体检时或无意中发现肿块而就医。病变多为单侧，累及双侧者较少，扪诊可触到坚韧的圆形肿块，大、小不等，活动度好，但多数边缘不清楚，仅触及扁平、颗粒样、密度增加的区域，经后也不消失，病变好发于乳腺外上部。多由于忧思恼怒，肝失条达，气血失调，痰湿阻滞乳络而成，或肝肾亏损、乳络失养而成。壮医认为，本病是由于"咪叠"（肝）气郁结，气机阻滞，蕴结于乳房，或气郁日久化热，灼津为痰，痰凝血瘀，或冲任失调，气滞血瘀，三道两路不通，天、地、人三气不能同步而发病。

嘻缶相当于中医乳癖，西医乳腺小叶增生、乳腺纤维瘤和慢性乳腺囊性增生等病。

【外治方法】

1. 针挑疗法

（1）部位选择　膻中，膺窗，乳根。

（2）操作手法　轻挑，浅挑，每穴挑 3~5 点，于挑口拔火罐，使出血。

2. 针刺疗法

（1）选穴　右侧内三杆（DNSg）、左侧前上桩（DQSz），足背一环 7、8 穴（DZBh1-7、8）、足背二环 5 穴（DZBh2-5）、足背中穴（DZBz）、乳房局部"以灶为腧"1~2 穴。

（2）操作方法　取 1 寸、2 寸、3 寸毫针，用"8"字环针法针刺。先针右侧内三杆（DNSg），直刺 2~2.5 寸，针左侧前上桩；接着右侧足背一环 7、8 穴、足背二环 5 穴、足背中穴，直刺 0.5~0.8 寸，再针左侧足背一环 7、8 穴、足背二环 5 穴、足背中穴，直刺 0.5~0.8 寸；最后针乳房局部"以灶为腧"1~2 穴，顺着增生结块往外直刺入 0.2~0.5 寸（依据肿块大小而定）。留针 30 分钟。

（3）治疗疗程　每周针 2~3 次，4 周为 1 个疗程，可治疗 1~3 个疗程。

3. 药线点灸疗法

（1）取穴　梅花形穴，下关元，结顶，膻中，膺窗。

（2）随症配穴　胀痛者，加灸丰隆；刺痛者，加膈俞；伴胸胁痛者，加灸太冲。

（3）点灸方法　每天施灸1次。第1个疗程于月经来潮前10天开始施灸，每天1次，连灸9天；第2疗程于第2个月月经来潮前8天开始施灸，每天1次，连灸7天；第3疗程于第3个月经来潮前6天开始施灸，每天1次，连灸5天。

4. 药物竹罐疗法

（1）材料准备　竹罐15~20个，毛巾2条，红花、田七、蒲公英、紫花地丁、铺地埝等适量。把竹罐、药物、毛巾、适量水放入锅内，加盖煎煮约45分钟备用。

（2）穴位选择

任脉：膻中，中脘。

足太阳膀胱经：肝俞，脾俞，肾俞。

足阳明胃经：乳根，足三里，丰隆。

足少阳胆经：肩井。

足太阴脾经：血海，三阴交。

足厥阴肝经：太冲。

（3）操作方法　按上穴位分为几组，交替选用，先用毫针针刺，得气后出针拔罐，留罐10分钟。煮罐时，可放数条毛巾于药水内与罐同煮，先用镊子将锅中的毛巾取出拧干，轻敷于患处，凉则换之，反复2~3次。

（4）治疗疗程　隔天治疗1次，1个月为1个疗程，月经期停止治疗。

5. 佩药疗法

（1）材料　玫瑰花、藿香、佩兰、薄荷、白芷、肉桂、高良姜、冰片各20g。

（2）操作方法　将上述各味药洁净处理，去除杂质，烘箱60℃下干燥后，在洁净区内将药材混合粉碎至1000目（采用微粉粉碎法），将粉碎的药粉包装成15g/袋，外加透气性强的布袋包装后制成香囊。每天佩戴香囊1个（白天把香囊挂在胸前，距鼻腔15cm左右，晚间置于枕边）。

（3）治疗疗程　连续佩戴7天一换，1个月为1个疗程。

6. 梅花针疗法

（1）部位选择　足阳明胃经，足厥阴肝经，患处。

（2）操作方法　将上述部位按常规方法消毒，采用事先消毒的梅花针使用中等力度叩击，以叩击部位泛红即可。

（3）治疗疗程　隔天治疗1次，5次为1个疗程。

7. 熏洗疗法

（1）材料　仙茅、淫羊藿、当归、巴戟天、知母、益母草各适量。

（2）操作方法　加适量水后煎煮上述药物，水煎至沸腾，趁水温较高有蒸汽时熏蒸患处，待药液降至患者能耐受的温度后再淋洗或浸泡全身。

（3）治疗疗程　每天1次，5次为1个疗程。

8. 鲜花叶透穴疗法

（1）选穴　患处，气门，太冲，行间，三阴交，血海。

（2）材料　新鲜荷叶，线香。

（3）操作方法　将新鲜荷叶剪成大小适合的小片，把叶片放在选定的穴位上，点燃线香隔叶片灸灼。灸灼致叶片干即可换叶片，每个穴位灸灼 2~3 片叶片。

（4）治疗疗程　每天 1 次，10 次为 1 个疗程。

第三节　笃绥

【概述】

笃绥是指急性单纯性颈项强痛，活动受限的一种病证，又称失枕或颈部伤筋。本病无论男女老幼皆可发生，是临床常见多发病。多因体质虚弱、劳累过度，或睡眠时头颈部位置不当，或枕头高低不适或太硬，或因负重颈部扭转，使颈部肌肉（如胸锁突肌、斜方肌、肩胛提肌等）过长时间维持在过度伸展位或紧张状态，引起颈部肌肉静力性损伤或痉挛；或因患者事先无准备，致使颈部突然扭转，颈部肌肉扭伤；或因起居不当，严冬受寒、夏日贪凉、受寒湿邪侵袭，使肌肉气血凝滞、经脉痹阻；或风寒毒邪侵袭项背，局部脉络受损，经气不调，两路不通，天、地、人三气不能同步所致。临床表现为早晨起床后，突然一侧颈项强直、头向患侧倾斜，一侧项背牵拉痛、活动受限，不能俯仰转侧，颈部肌肉痉挛、强直、酸胀疼痛，并可向同侧肩背部及上臂扩散，局部压痛明显，或兼有头痛、怕冷等症状。轻者 4~5 天可自愈，重者可延至数周。

中医学的落枕、西医学的颈肌劳损、颈部扭挫伤、颈椎退行性变等疾病引起的颈项强痛、功能障碍等，均可参考本病治疗。

【外治方法】

1. 针挑疗法

（1）部位选择　风池，肩井，大椎，后溪，阿是穴。

（2）操作手法　轻挑，点挑，使微出血。于挑口加拔罐吸出黑色瘀血。

（3）治疗疗程　2~3 天 1 次，中病即止。

2. 针刺疗法

（1）选穴　手背一环 9、10 穴（TSBh1-9、10，双侧，），手背二环 2、4 穴（TSBh2-2、4，双侧），地桩（DDz，双侧），后下桩（DHXz，双侧）。

（2）操作方法　用 1 寸毫针，用"8"字环针法。一侧病变取对侧，双侧受累者取双侧穴。先针手背二环 2、4 穴，针手背一环 9、10 穴，直刺 0.5~0.8 寸；嘱咐患者活动颈肩部，尤以活动受限处为主，幅度由小渐大；最后针地桩，后下桩，直刺 0.5~0.8 寸。留针 30 分钟。

（3）治疗疗程　隔天治疗 1 次，治疗 2~5 次。

3. 药线点灸疗法

（1）取穴　大椎，天柱，肩外俞，外劳宫，肩中俞，悬钟，后溪。

（2）点灸方法　每天施灸 1 次，连灸 3 天。

4. 经筋疗法

贯彻局部与整体相结合及分型辨证施治的治疗法则，运用综合疗法手段施治。

（1）整体机能调整　可灵活运用拍打、擦疗、颈肩背拔罐方法，以祛风散寒、调理营卫，获得机体功能平衡，全身舒适;对于已经郁积化热，热邪较盛者，适当予清热解毒中药煎服。

（2）局部治疗　需查明病灶所处部位，以固灶行针法治疗，刺治直达病所。对于颈椎骨质增生形成颈肩臂反复疼痛的患者，按骨质增生的经筋综合疗法予治，宜以较彻底治愈，达到巩固远期疗效。

5. 梅花针疗法

（1）取穴　颈夹脊。

（2）操作方法　将上述部位按常规方法消毒，采用事先消毒的梅花针使用中等力度叩击，以叩击部位泛红即可。

（3）治疗疗程　隔天治疗 1 次，中病即止。

6. 热熨疗法

（1）选穴　患处。

（2）材料　柑果叶、大罗伞、小罗伞、两面针、泽兰、香茅、曼陀罗、大风艾、五色花、土荆芥、土藿香、七叶莲、柚子叶各等量。

（3）操作方法　取上述草药 1~5 种或全部，切细，捣烂，加适量米酒炒热用布包好，熨患处。

（4）治疗疗程　每天 2~3 次，每次 20~30 分钟。中病即可。

7. 滚蛋疗法

取热滚法。

（1）材料　蛋 2 只，干姜 30g，红花 16g，桂枝 16g，加水 750~1000mL，煎沸煮熟。煮好后将蛋浸于药液中保温备用。

（2）滚蛋操作　取煮好的温热蛋 1 只，趁热在颈项部反复滚动热熨。

（3）治疗疗程　每天 3~4 次，症状缓解即可。

第四节　活邀尹

【概述】

活邀尹又称颈椎综合征，指颈椎退行性变后引起的一组复杂的症候群，是中老年人的常见病、多发病。本病多因风寒、外伤、劳损（落枕、长期姿势不良）等因素，导致颈椎退行性改变、增生、压迫或刺激神经根、脊髓、椎动脉或颈部交感神经等而出现的一组复杂的症候群。临床发病缓慢，轻重不一。初起患者感觉颈肩部疼痛不适，颈项强直;若神经根受压迫，则出现颈肩部疼痛，颈枕部痛;第 5 颈椎以下受压迫时可出现颈僵，活动受限，以及一侧或两侧颈、肩、臂放射痛，常伴有手指麻木、肢冷、上肢发沉无力，手中所持的器物常不自主地坠落;若椎动脉受刺激和压迫时，常出现头晕、头痛、头昏、耳鸣等症状，多在头部转动时诱发并加重;若增生的颈椎压迫脊髓时，则出现四肢麻木，酸软无力，颈部发颤，肩臂发抖，严重者活动不便;压迫交感神经干时可出现头沉头晕，偏头痛，心慌，胸闷，胶冷，皮肤发凉，个别患者可有听觉、视觉异常。临床上多为混合症状。壮医认为，本病多因机体正气虚损，外感风寒湿邪，筋骨劳倦，气血凝滞所致。

【外治方法】

1. 针挑疗法

（1）部位选择　风池，肩井，大椎，后溪，阿是穴。

（2）操作手法　轻挑，点挑，使微出血。于挑口加拔罐吸出黑色瘀血。

（3）治疗疗程　2~3天1次，中病即止。

2. 针刺疗法

（1）部位选择　手背一环9、10穴（TSBh1-9、10，双侧，）、手背二环2、4穴（TSBh2-2、4，双侧），地桩（DDz，双侧），后下桩（DHXz，双侧）。

（2）操作方法　用1寸毫针，用"8"字环针法。一侧病变取对侧，双侧受累者取双侧穴。先针手背二环2、4穴，再针手背一环9、10穴，直刺0.5~0.8寸；嘱咐患者活动颈肩部，尤以活动受限处为主，幅度由小渐大；针地桩，后下桩，直刺0.5~0.8寸。留针30分钟。

（3）治疗疗程　每周治疗2~3次，2周为1个疗程，治疗1~3疗程。

3. 药线点灸疗法

（1）取穴　局部梅花，大椎，天柱，肩外俞，外劳宫，肩中俞，悬钟，后溪穴。

（2）点灸方法　每天施灸1次，10次为1个疗程。

4. 刮疗法

（1）工具　刮板1个，植物油适量。

（2）部位选择

背部：刮督脉，由风府穴处沿脊柱正中向下，刮至身柱穴处；刮足太阳膀胱经，由天柱穴处沿脊柱两侧向下，刮至肺俞穴处。

颈肩部：刮足少阳胆经，由风池穴处沿颈项部向下刮至肩背部肩井穴处。

上肢：刮手阳明大肠经，由肩髃穴处沿上肢前侧向下，刮至合谷处。

下肢：刮足少阳胆经，由阳陵泉穴处沿小腿外侧刮至绝骨穴处。

（3）刮拭顺序　先刮颈肩部，再刮背部，最后刮四肢。

（4）刮拭手法　手法轻柔。

（5）治疗疗程　隔天1次，7次为1个疗程。

5. 经筋疗法

（1）贯彻"以灶为腧"的诊治法则，按治疗常规的五个施治步骤进行治疗。

（2）对颈、肩、臂、肘的筋结，分别施以解结及解锁的理筋手法，达到筋结的紧张状态全面松解，患者获得显著的舒适感，肢体活动功能明显改善。

（3）视病情及患者的承受能力，分次以"固灶行针"方法，分别对颈、肩、臂、肘的筋结病灶，加以针刺治疗。

（4）针刺后投拔火罐治疗。

（5）给予必要的辅助疗法。

（6）属于骨性病变所致者，需以整骨法处理。

6. 梅花针疗法

（1）取穴　颈夹脊，患处反应点。

（2）操作方法　将上述部位按常规方法消毒，采用事先消毒的梅花针使用中等力度叩击，以叩击部位泛红即可。

（3）治疗疗程 3 天治疗 1 次，7 次为 1 个疗程。

7. 热熨疗法

（1）选穴 患处。

（2）材料 柑果叶、大罗伞、小罗伞、两面针、泽兰、香茅、曼陀罗、大风艾、五色花、土荆芥、土藿香、七叶莲、柚子叶各等量。

（3）操作方法 取上述草药 1~5 种或全部，切细，捣烂，加适量米酒炒热用布包好，熨患处，每次 20~30 分钟。

（4）治疗疗程 每天 2~3 次，中病即可。

第五节 旁巴尹

【概述】

旁巴尹肩周炎指肩关节周围软组织退行性炎性病变。患者以 50 岁左右为多见，故又称"五十肩"，起因多为肩部受凉，过度劳累，慢性劳损，或习惯性偏侧卧所致。临床主要表现为疼痛、功能活动受限，梳头、穿衣服等动作均难以完成，严重时屈肘时手不能摸肩。日久可以发生肌肉萎缩，出现肩峰突起，上臂上举不便、后伸不利等症状。本病属于中医痹证范畴，又有"漏肩风""冻结肩""肩痹""肩凝"等名称。

【外治方法】

1. 针挑疗法

（1）部位选择 患部反应穴（压痛点）；患侧足三里穴下 3 寸左右，胫骨外侧的反应穴（压痛点）。

（2）操作手法 患部反应穴采用轻挑，浅挑，使微出血。于挑口加拔罐吸出黑色瘀血。隔天挑 1 次，至愈为止。患侧胫骨外侧反应穴采用轻挑，深挑，点挑，挑至纤维样物净尽。

2. 药线点灸疗法

（1）取穴 肩三针，手五里，曲池，手三里，阳池。

（2）点灸方法 每天施灸 1 次，10 次为 1 个疗程。

3. 刮疗法

（1）工具 刮板 1 个，植物油适量。

（2）部位选择

颈部：刮督脉，由风府穴处沿脊柱正中向下，刮至大椎穴处。刮足少阳胆经，由风池穴刮至肩井穴处。

肩关节局部：刮手太阳小肠经，由肩中俞穴，经肩外俞、曲垣、秉风、天宗、臑俞等穴，刮至肩贞穴处；刮手少阳三焦经，由天髎穴，经肩髎穴刮至臑会穴处；刮手阳明大肠经，由肩髃穴刮至臂臑穴；刮肩前俞及肩关节局部阿是穴。

（3）刮拭顺序 先刮颈部，后刮肩背部手太阳小肠经穴位，再刮手少阳三焦经穴位，最后刮手阳明大肠经穴位部及肩关节前侧穴位。

（4）刮拭手法　肌肉丰厚处可用重手法，肌肉浅薄处手法宜轻柔。

（5）治疗疗程　隔天1次，7次为1个疗程。

4. 梅花针疗法

（1）取穴　患处压痛点，手阳明大肠经，足阳明胃经。

（2）操作方法　将上述部位按常规方法消毒，采用事先消毒的梅花针使用中等力度叩击，以叩击部位泛红即可。

（3）治疗疗程　隔天治疗1次，5次为1个疗程。

5. 熏洗疗法

（1）材料　防风、荆芥、桂枝、古羊藤、伸筋草、透骨草、桑枝、川椒各适量。

（2）操作方法　加适量水后煎煮上述药物，水煎至沸腾，趁水温较高有蒸汽时熏蒸患处，待水温降至患者能耐受的温度后再淋洗或浸泡全身。

（3）治疗疗程　每天1次，10次为1个疗程。

6. 热熨疗法

（1）选穴　患处。

（2）材料　柑果叶、大罗伞、小罗伞、两面针、泽兰、香茅、曼陀罗、大风艾、五色花、土荆芥、土藿香、七叶莲、柚子叶各等量。

（3）操作方法　取上述草药1~5种或全部，切细，捣烂，加适量米酒炒热用布包好，熨患处，每次20~30分钟。

（4）治疗疗程　每天2~3次，中病即可。

第六节　嘡吒

【概述】

嘡吒是指腰部感受风毒、寒毒、湿毒、热毒等外邪，或因外伤，或由"咪腰"（肾）失充等引起气血运行失调，脉络绌急，"龙路"不畅，腰府失养，"火路"不通，导致的以腰部一侧或两侧疼痛为主症的一类病证。腰痛为临床常见的一种症状，可见于腰部软组织损伤、肌肉风湿、脊柱病变、内脏病变，如肾积水、肾结石等。对于因跌仆或负重扭伤引起的腰痛，无骨折及错位等情况者，应用壮医外治法治疗，可获满意止痛效果。

嘡吒相当于中医的腰痛，相当于西医学中的腰肌劳损、腰椎骨质增生、腰椎间盘脱出、肥大性脊柱炎、腰骶关节错位或紊乱、强直性脊柱炎等。

【外治方法】

1. 针挑疗法

（1）部位选择　腰背部各线挑点，委中穴。

（2）操作手法　腰背部各线挑点采用重挑、深挑、行挑，挑出皮下纤维样物；或用轻挑、浅挑、疾挑、跃挑，不用挑出纤维样物。挑委中穴时令患者俯卧，两脚伸直，施术者用手拍打膝腘窝（委中穴），使静脉显露，然后用轻挑、浅挑，使静脉出血，至血不流为止。

（3）治疗疗程　2~3天1次，7次为1个疗程。

2. 药线点灸疗法

（1）取穴　人中，承山，后溪，阿是穴。

（2）随症配穴　肾结石者加三焦俞、肾俞、志室。

（3）点灸方法　每天点灸 1~2 次，疗程视具体病情而定。

3. 药物竹罐疗法

（1）材料　竹罐 15 个，毛巾 2 条，艾叶、防风、杜仲、麻黄、木瓜、川椒、穿山甲、土鳖虫、羌活、独活、苍术、苏木、红花、桃仁、透骨草、千年健、海桐皮各 10g，乳香、没药各 5g。把竹罐、药物、毛巾、适量水放入锅内，加盖煎煮约 1 小时备用。

（2）穴位选择

督脉：命门，腰阳关。

足太阳膀胱经：肾俞，大肠俞，志室，委中。

足少阳胆经：环跳，阳陵泉，悬钟。

局部：阿是穴。

（3）操作方法　暴露拔罐位置，用长镊将浸透药物的竹罐从药液中取出，快速甩净水珠，并在灌口处快速擦拭水渍后，趁热迅速将罐口扣于拔吸部位的皮肤上，轻轻按压，留罐 5~10 分钟。局部压痛点采用锋利的三棱针在罐印部轻刺 2~3 针，又迅速取热罐在针刺部位再次拔罐。起罐后须用消毒棉球将拔吸出来的血擦拭干净。最后用蘸有药液的消毒毛巾轻敷于所拔吸的部位，凉后再换热毛巾，反复 2~3 次。

（4）治疗疗程　隔天施术 1 次，7 次为 1 个疗程。

4. 刮疗法

（1）工具　刮板 1 个，植物油适量。

（2）部位选择

面部：刮督脉之人中穴。

腰背部：刮督脉，由命门穴处沿脊柱正中向下，刮至腰阳关穴处。刮足太阳膀胱经，由肾俞穴处沿脊柱两侧向下，刮至白环俞穴处，刮八髎穴，由志室穴沿脊柱两侧向下，刮至秩边穴，刮局部阿是穴。

下肢：刮足太阳膀胱经之委中穴、承山穴、昆仑穴；刮足少阳胆经，由阳陵泉穴处沿小腿外则刮至绝骨穴处；刮足少阴肾经太溪穴。

（3）刮拭顺序　先刮面部，再刮腰背部，后刮下肢。

（4）刮拭手法　腰部肌肉丰厚处可适当加重手法，骶部及四肢肌肉浅薄处用轻手法。

（5）治疗疗程　隔天 1 次，7 次为 1 个疗程。

5. 梅花针疗法

（1）取穴　双侧足太阳膀胱经、督脉。

（2）操作方法　将上述部位按常规方法消毒，采用事先消毒的梅花针使用中等力度叩击，以叩击部位泛红即可。

（3）治疗疗程　隔天治疗 1 次，5 次为 1 个疗程。

6. 熏洗疗法

（1）材料　海桐皮、千年健、伸筋草、牛膝、牡丹皮各适量。

（2）操作方法　加适量水后煎煮上述药物，水煎至沸腾，趁水温较高有蒸汽时熏蒸患处，待水温降至患者能耐受的温度后再用药液淋洗或浸泡全身。

（3）治疗疗程　每天 1 次，10 次为 1 个疗程。

7. 鲜花叶透穴疗法

（1）选穴　阳关，命门，小肠俞，肾俞，气海，关元，压痛点，承山。

（2）材料　新鲜荷叶，线香。

（3）操作方法　将新鲜荷叶剪成大小适合的小片，把叶片放在选定的穴位上，点燃线香隔叶片灸灼。灸灼致叶片干即可换叶片，每个穴位灸灼 2~3 片叶片。

（4）治疗疗程　每天 1 次，5 次为 1 个疗程。

8. 热熨疗法

（1）选穴　患处。

（2）材料　细沙适量，适量酸醋，姜汁 30~50mL。

（3）操作方法　取细沙适量，放在锅内炒热后加适量酸醋，装袋，或将沙熨后加入姜汁 30~50mL，再炒 1 分钟，装袋，趁热熨腰部，每次 20~30 分钟。

（4）治疗疗程　每天 4~5 次，中病即可。

第七节　扭　相

【概述】

扭相是指人体的四肢关节、经络肌肉受外来暴力的撞击、强力扭转、牵拉压迫，或因不慎跌倒闪挫等原因引起的损伤，而无骨折、脱臼、皮肉破损的病证。扭相主要为软组织受损，其主要临床表现有局部肿胀、疼痛、关节活动受限等。

【外治方法】

1. 针挑疗法

（1）部位选择　患部反应穴。

（2）操作手法　慢挑，深挑，挑净皮下纤维至有血出，再于挑口加拔罐吸出黑色瘀血。

（3）治疗疗程　每 2~3 天针挑和拔罐 1 次，至痊愈为止。

2. 药线点灸疗法

（1）取穴　一般取局部梅花穴和受损部位周边的穴位。

（2）点灸方法　每天施灸 1~2 次，疗程视具体情况而定。

3. 梅花针疗法

（1）取穴　患处。

（2）操作方法　将上述部位按常规方法消毒，采用事先消毒的梅花针使用中等力度叩击，以叩击部位泛红即可。

（3）治疗疗程　隔天治疗 1 次，3 次为 1 个疗程。

4. 熏洗疗法

（1）材料　防风、荆芥、肉桂、川椒各适量。

（2）操作方法　加适量水后煎煮上述药物，水煎至沸腾，趁水温较高有蒸汽时熏蒸头部，待水温降至人体能耐受的温度后再用药液淋洗或浸泡全身。

（3）治疗疗程　每天 1 次，5 次为 1 个疗程。

5. 鲜花叶透穴疗法

（1）选穴　患处压痛点。

（2）材料　新鲜荷叶，线香。

（3）操作方法　将新鲜荷叶剪成大小适合的小片，把叶片放在选定的穴位上，点燃线香隔叶片灸灼。灸灼致叶片干即可换叶片，每个穴位灸灼 2~3 片叶片。

（4）治疗疗程　每天 1 次，5 次为 1 个疗程。

6. 热熨疗法

（1）选穴　患处。

（2）材料　柑果叶、大罗伞、小罗伞、两面针、泽兰、香茅、曼陀罗、大风艾、土荆芥、土藿香、七叶莲、柚子叶各等量。

（3）操作方法　取上述草药 1~5 种或全部，切细，捣烂，加适量米酒炒热用布包好，熨患处，每次 20~30 分钟。

（4）治疗疗程　每天 2~3 次，中病即可。

第十一章　妇儿科病证

第一节　约京乱

【概述】

约京乱是指月经周期、经量、经色等发生改变，并伴有其他症状。常见的有月经先期、月经后期、月经先后无定期等。月经先期是指月经周期提前 7 天以上，甚至十余日一行者。如仅提前三五天，且无其他明显症状者，属正常范围。月经先期的主要病因为气虚不摄，或血热妄行。月经后期是指月经周期延后 7 天以上，甚或四五十日一行，若仅延后三五天，且无其他不适者，不作病论。月经后期的病因主要有阳气虚衰、血源不足，或气郁、寒凝、冲任受阻。月经先后无定期是指时或提前、时或延后达 7 天以上。其主要病机在于气血失调而导致血海蓄溢失常，其病因多由肝气郁滞或肾气虚衰所致。本病相当于中医月经不调、西医功能失调性子宫出血范畴。

【外治方法】

1. 针挑疗法

（1）部位选择　在阳关穴至腰俞穴间任选一点，以位置较低者为好。

（2）操作手法　重挑，深挑，挑出纤维样物。

（3）治疗疗程　每月 1 次，3 次为 1 个疗程。

2. 药线点灸疗法

（1）取穴　下关元，腰俞，三阴交。

（2）随症配穴　月经先期加太冲、太溪;月经后期加血海、归来;月经先后无定期加脾俞、肾俞、交感、足三里。

（3）治疗疗程　每天施灸 1 次，10 次为 1 个疗程。

3. 药物竹罐疗法

（1）材料　竹罐 20 个，毛巾 2 条，益母草 60g，泽兰 45g，香附 30g，红花 45g，千斤拔 30g，玫瑰花 40g。把竹罐、药物、毛巾、适量水放入锅内，加盖煎煮约 1 小时备用。

（2）穴位选择

足太阳膀胱经:肝俞，脾俞，肾俞，气海俞，关元俞。

任脉:中脘，气海，关元。

足阳明胃经:足三里。

足太阴脾经:血海，三阴交。

（3）操作方法　选好体位，暴露拔罐位置，用长镊将浸透药物的竹罐从药液中取出，快速甩净水珠，并在灌口处快速擦拭水渍后趁热迅速将罐口扣于拔吸部位的皮肤上，轻轻按压，留罐 5~10 分钟。最后用蘸有药液的消毒毛巾轻敷于所拔吸的部位，凉后再换热毛巾，反复 2~3 次。

（4）治疗疗程　每天 1 次，7 次为 1 个疗程。

4. 敷贴疗法

（1）材料与方法　仙鹤草根 20g，鸡血藤 10g，三七粉 2g，捣烂，加少许芝麻油调糊，烘热敷在神阙穴上，用胶布固定即可。

（2）治疗疗程　每天换药 1 次，中病即可。

5. 熏洗疗法

（1）材料　鸡血藤、枫叶、艾叶、仙鹤草根各适量。

（2）操作方法　加适量水后煎煮上述药物，水煎至沸腾，趁水温较高有蒸汽时熏蒸腹部，待水温降至患者能耐受的温度后，再用药液淋洗或浸泡全身。

（3）治疗疗程　每天 1 次，5 次为 1 个疗程。

6. 鲜花叶透穴疗法

（1）选穴　气海，关元，归来，肝俞，脾俞，肾俞，血海，足三里，三阴交。

（2）材料　新鲜荷叶，线香。

（3）操作方法　将新鲜荷叶剪成大小适合的小片，把叶片放在选定的穴位上，点燃线香隔叶片灸灼。灸灼致叶片干即可换叶片，每个穴位灸灼 2~3 片叶片。

（4）治疗疗程　每天 1 次，7 次为 1 个疗程。

第二节　经　尹

【概述】

经尹是指妇女正值经期或行经前后，出现周期性小腹疼痛，或痛引腰骶，甚则剧痛昏厥。本病以青年女性较为多见。主症是以行经第 1、2 天或经前一二日小腹疼痛，随后逐渐减轻或消失。若经尽后始发病，亦在一二日内痛可自止。疼痛位于下腹部，也可以掣及全腹或腰骶，或伴有外阴、肛门坠痛，或伴有恶心、呕吐、尿频、便秘或腹泻等症状。剧烈腹痛大多于月经来潮时即开始，常为阵发性绞痛，患者出现面色苍白、冷汗淋漓、手足厥冷、甚至昏厥、虚脱等症状。痛经的主要病因有情志所伤、起居不慎或六淫为害等，并与素体及经期、经期前后特殊的生理环境有关。其主要病机为冲任瘀阻，不通则痛，或正气不足，胞脉失养，不荣则痛。

【外治方法】

1. 针挑疗法

（1）方法一

部位选择:脐周四挑点及肚脐下部各线挑点。

操作手法:重挑，深挑，行挑，挑出纤维;或用轻挑，浅挑，疾挑，跃挑，不必挑出纤维。

（2）方法二

部位选择:关元，中极，归来，大赫，上髎，次髎。

操作手法:重挑，深挑，行挑，挑出纤维;或用轻挑，浅挑，疾挑，跃挑，不必挑出纤维。每次选择 2 个挑点，连续 2~3 天。用于防治痛经，可以在经期前 3 天、后 3 天各挑 1 次，每次 1~2 点。

2. 药线点灸疗法

（1）取穴 气海，中极，承山，三阴交。

（2）随症配穴 实证取中极、次髎、地机；虚证取命门、肾俞、关元、足三里、大赫。

（3）点灸方法 月经前、后7天开始点灸治疗，每天1次。

3. 药物竹罐疗法

（1）材料 竹罐20个，毛巾2条，益母草60g，泽兰45g，香附30g，红花45g，五月艾60g，生姜60g。把竹罐、药物、毛巾、适量水放入锅内，加盖煎煮约1小时备用。

（2）穴位选择

足太阳膀胱经：肝俞，脾俞，胃俞，肾俞，气海，关元。

任脉：中脘，气海，关元。

足阳明胃经：足三里。

足太阴脾经：血海，三阴交。

（3）操作方法 将以上穴位分成几组，交替拔罐治疗。选好体位，暴露拔罐位置，用长镊将浸透药物的竹罐从药液中取出，快速甩净水珠，并在灌口处快速擦拭水渍后趁热迅速将罐口扣于拔吸部位的皮肤上，轻轻按压，留罐5~10分钟。最后用蘸有药液的消毒毛巾轻敷于所拔吸的部位，凉后再换热毛巾，反复2~3次。

（4）治疗疗程 一般在行经前2~3天开始施治，每天治疗1次，直至痛经缓解或消失为止，至下一月经周期，亦如此施治。

4. 滚蛋疗法

取热滚法。

（1）材料准备 加入艾叶、桂枝、红花各等量，按滚蛋疗法中准备材料的步骤完成准备工作。

（2）操作方法 取煮好的温热蛋1只，趁热在腹部及腰部反复滚动热熨。

（3）治疗疗程 经间期每天治疗1次，坚持数月，可预防痛经发作。经期发作时，可治疗至症状缓解。

5. 香囊佩药疗法

（1）材料准备 苍术、藿香、佩兰、薄荷、白芷、高良姜、防风各10g。

（2）操作方法 将上述各味药洁净处理，去除杂质，烘箱60℃下干燥后，在洁净区内将药材混合粉碎至1000目（采用微粉粉碎法），将粉碎的药粉包装成15g/袋，外加透气性强的布袋包装后制成香囊。

（3）用法 每天佩戴香囊1个（白天把香囊挂在胸前，距鼻腔15cm左右，晚间置于枕边），连续佩戴7天。

（4）治疗疗程 每天佩戴，1个月为1个疗程。

6. 足浴疗法

（1）材料准备 元胡、白芷、当归、川芎、鸡血藤、艾叶、羌活各30g，葱白少许。

（2）操作方法 加入1500mL水，煎煮20分钟后，把药水倒入盆中。先用药水的蒸汽熏脚，等药液温度降至合适后再泡脚。每次浸泡时间一般为20~30分钟，最好用深一点的盆，把小腿也一起浸泡效果更好。药水在重复使用时，只需在泡脚前加热到药水沸腾即可。

（3）治疗疗程　每天 2~3 次，中病即可。

7. 敷贴疗法

（1）材料与方法　肉桂、茴香、干姜、元胡，研细，加少许盐，烘热敷在神阙穴上，用胶布固定即可。

（2）治疗疗程　每天换药 1 次，中病即可。

第三节　病更年期

【概述】

病更年期，是指妇女于 45~55 岁之间，由于卵巢功能的退行性改变，月经逐渐停止来潮进人绝经期，所出现的一系列内分泌失调和植物神经功能紊乱症候。主要表现为经行紊乱，面部潮红，易出汗，烦躁易怒，精神疲倦，头晕耳鸣，心悸失眠，甚至情志异常。有的还伴有尿频、尿急、食欲不振等，可持续 2~3 年之久。壮医认为，本病乃肾阴不足，阳失潜藏或肾阳虚衰，经脉失其濡养所致。

【外治方法】

1. 药线点灸疗法

（1）取穴　脐周穴，下关元，肾俞，脾俞，肝俞，气海，三阴交，足三里。

（2）点灸方法　每天施灸 1 次，疗程视具体病情而定。

2. 刮疗法

（1）工具　刮板 1 个，植物油适量。

（2）部位选择

头部：刮督脉，由百会沿后正中线刮至风府穴处。

颈肩部：刮足少阳胆经，由风池穴处沿颈部刮至肩井穴处。

背部：刮督脉，由大椎穴处沿脊柱正中向下，刮至腰俞穴处；刮足太阳膀胱经，由厥阴俞穴处沿脊柱两侧向下，刮至次髎穴处。

腹部：刮任脉，由中脘穴沿前正中线向下，避开神阙穴，刮至关元穴处；刮足阳明胃经的水道穴、归来穴。

下肢：刮足三阴经，由血海穴处沿小腿内侧向下经阴陵泉、曲泉、地机、三阴交、太溪等穴，刮至太冲穴处。

（3）刮拭顺序　先刮头部，再刮颈肩背部，然后刮腹部，最后刮下肢。

（4）刮拭手法　手法宜轻柔。

（5）治疗疗程　隔 2 天 1 次，5 次为 1 个疗程。

3. 药物竹罐疗法

（1）材料　竹罐 20 个，毛巾 2 条，益母草 60g，柴胡 30g，香附 30g，红花 45g，五月艾 60g。把竹罐、药物、毛巾、适量水放入锅内，加盖煎煮约 1 小时备用。

（2）穴位选择

足太阳膀胱经：肝俞，脾俞，肾俞。

任脉:膻中，中脘，气海，关元。

督脉:命门。

足阳明胃经:足三里。

足太阴脾经:血海，三阴交。

（3）操作方法　将以上穴位分成几组，交替选用，先用毫针针刺，得气后出针，用长镊将浸透药物的竹罐从药液中取出，快速甩净水珠，并在灌口处快速擦拭水渍后，趁热迅速将罐口扣于拔吸部位的皮肤上，轻轻按压，留罐 5~10 分钟。起罐后须用消毒棉球将拔吸出来的血擦拭干净。最后用蘸有药液的消毒毛巾轻敷于所拔吸的部位，凉后再换热毛巾，反复2~3 次。

（4）治疗疗程　每天或隔天治疗 1 次，5 次为 1 个疗程。

4. 足浴疗法

（1）材料　夜交藤、合欢皮、桑寄生、郁金、木香、杜仲、牛膝各 50g。

（2）操作方法　上药加入 1500mL 水，煎煮 20 分钟后，把药水倒入盆中。先用药水的蒸汽熏脚，等药液温度降至合适后再泡脚。每次浸泡时间一般为 20~30 分钟，最好用深一点的盆，小腿也一起浸泡效果更好。药水在重复使用时，只需在泡脚前加热到药水沸腾即可。

（3）治疗疗程　每天 2~3 次，中病即可。

5. 梅花针疗法

（1）部位选择　带脉、任脉，肾俞、肝俞、脾俞、太冲、行间。

（2）操作方法　将上述部位按常规方法消毒，采用事先消毒的梅花针使用中等力度叩击，以叩击部位泛红即可。

（3）治疗疗程　隔天治疗 1 次，3 次为 1 个疗程。

6. 鲜花叶透穴疗法

（1）选穴　百会，气海，关元，肾俞，肝俞，脾俞，三阴交，足三里，涌泉，太溪。

（2）材料　新鲜荷叶，线香。

（3）操作方法　将新鲜荷叶剪成大小适合的小片，把叶片放在选定的穴位上，点燃线香隔叶片灸灼。灸灼致叶片干即可换叶片，每个穴位灸灼 2~3 片叶片。

（4）治疗疗程　每天 1 次，5 次为 1 个疗程。

第四节　唉百银

【概述】

唉百银是以患儿阵发性痉挛性咳嗽，咳后有特殊的吸气性吼声，即鸡鸣样的回声，最后倾吐痰沫为特征的一种传染性疾病。四季均可发生，以冬春多发。壮医认为，其病因病机是痧瘴毒气侵犯"咪钵"（肺），夹痰交结阻滞气道，气机不畅，气逆上冲音户，发为咳嗽。

唉百银中医诊为"百日咳""顿咳""顿嗽""顿呛"，西医诊为"百日咳"。

【外治方法】

1. 药线点灸疗法

（1）取穴　水突，天突，肺俞，四缝。

（2）点灸方法　每天施灸1次，7次为1个疗程。

2. 鲜花叶透穴疗法

（1）选穴　大椎，风门，肺俞，太阳，合谷，天突，四缝。

（2）材料　新鲜荷叶，线香。

（3）操作方法　将新鲜荷叶剪成大小适合的小片，把叶片放在选定的穴位上，点燃线香隔叶片灸灼。灸灼致叶片干即可，每个穴位灸灼1片叶片。

（4）治疗疗程　每天1次，5次为1个疗程。

第五节　航靠谋

【概述】

航靠谋是以发热、耳下腮部肿胀疼痛为主要特征的一种急性传染性疾病。全年均可发生，以冬春多见。好发于5~9岁小儿。

中医认为，因感受风热邪毒，壅阻少阳经脉引起的时行疾病，称为"痄腮""腮肿""腮疮""大头瘟"，西医诊为流行性腮腺炎。

【外治方法】

1. 针挑疗法

（1）部位选择

一组：耳尖穴。

二组：少商，关冲，商阳。

三组：少商，合谷。

四组：角孙。

五组：少商，少泽，大敦，合谷，关元。

（2）操作手法　以上5组穴位，每次选1组，采用轻挑，浅挑，使出血，局部用手挤压，放血3~5滴。

（3）治疗疗程　每天调一组穴位，调2~3次即可。

2. 药线点灸疗法

（1）取穴　患处梅花穴，手三里，曲池。

（2）点灸方法　每天施灸1次，5次为1个疗程。

3. 滚蛋疗法

采用冷滚法。

（1）材料　取生蛋1只，洗净备用。

（2）滚蛋操作　取患处局部，反复滚动。

（3）治疗疗程　每天治疗1~3次，每治疗3次后将生蛋煮熟，剥去蛋壳检查，至蛋黄蛋白

NOTE

的层次分明，且患儿症状缓解为止。

4. 敷贴疗法

（1）材料与方法　藕节15g，绿豆10g。磨成粉，加少许冰片，敷在患处，用胶布固定即可。

（2）治疗疗程　每天换药1次，中病即可。

5. 耳针疗法

（1）双侧耳朵穴位　腮腺，肺，神门，内分泌。

（2）治疗疗程　留针30分钟，每天1次，5次1个疗程。

6. 熏洗疗法

（1）材料　荷叶、大青叶、连翘、岗梅根、菊花等各适量。

（2）操作方法　加适量水后煎煮上述药物，水煎至沸腾，趁水温较高有蒸汽时熏蒸患处，待药液降至患者能耐受的温度后再熏洗患处。

（3）治疗疗程　每天1次，5次为1个疗程。

7. 热熨疗法

（1）选穴　患处。

（2）材料　野菊花、蒲公英、紫花地丁、金银花各50g。

（3）操作方法　取上药加白酒适量，炒热后装入药袋，热熨患处，每次20~30分钟。

（4）治疗疗程　每天2~3次，中病即可。

第六节　病卟哏

【概述】

病卟哏是以小儿不思饮食、食而不化为主症的一种疾病。是指由于各种原因使谷道虚弱、功能失调或其调节化生枢纽功能失职而导致的，临床以小儿长期食欲不振，甚至厌食、拒食为主症的一种病证。按病变部位属壮医谷道病范畴，是临床常见的小儿谷道病证。发病年龄不一，但以1~6岁的小儿为多见。

本病多由喂养不当、饮食失调导致谷道功能失常所致，一年四季均可发病。中医的"积滞"、西医的"消化不良"等属此病范畴。

【外治方法】

1. 针挑疗法

（1）部位选择　双侧四缝穴和鱼际穴。

（2）操作手法　轻挑，挑出黄白色黏液，挤至净尽，挑口盖以消毒纱布，防止感染。正四缝穴位于四指中节横纹中央；下四缝穴位于四指第三节横纹中央；上四缝穴位于四指第一节横纹中央。不分男女，双手均挑，隔天轻挑1次，至病痊愈为止。

2. 药线点灸疗法

（1）取穴　各四缝，中脘，脐周四穴。

（2）点灸方法　每天1次，7次为1个疗程。

3. 香囊佩戴疗法

（1）材料 苍术、藿香、佩兰、薄荷、白芷、肉桂、高良姜各10g。

（2）操作方法 将上述各味药洁净处理，去除杂质，烘箱60℃下干燥后，在洁净区内将药材混合粉碎至1000目（采用微粉粉碎法），将粉碎的药粉包装成15g/袋，外加透气性强的布袋包装后制成香囊。

（3）佩戴方法 每天佩戴香囊1个（白天把香囊挂在胸前，距鼻腔15cm左右，晚间置于枕边），连续戴带7天。

（4）治疗疗程 每天佩戴，1个月为1个疗程。

4. 肚兜佩药疗法

（1）材料 炒山楂、炒谷芽、炒神曲、藿香、苍术、陈皮、木香各适量，醋适量。

（2）操作方法 将上药共研粗末，加适量醋调匀，放入肚兜内，佩戴于脐部。

（3）治疗疗程 每天换药1次，中病即可。

5. 敷贴疗法

（1）准备 生姜20g，木香、丁香、肉桂各适量。

（2）操作方法 生姜20g捣烂取汁，木香、丁香、肉桂共研细末，用姜汁调成糊状，烘热敷在中脘穴上，用胶布固定即可。

（3）治疗疗程 每天换药1次，中病即可。

6. 鲜花叶透穴疗法

（1）选穴 中脘，四缝，足三里。

（2）材料 新鲜荷叶，线香。

（3）操作方法 将新鲜荷叶剪成大小适合的小片，把叶片放在选定的穴位上，点燃线香隔叶片灸灼。灸灼致叶片干即可，每个穴位灸灼1片叶片。

（4）治疗疗程 每天1次，5次为1个疗程。

7. 热熨疗法

（1）选穴 中脘，下脘，天枢，脐周四穴，足三里。

（2）材料 老姜头、老葱头各500g。

（3）操作方法 将上药加米酒炒热，入布袋，热熨治疗。

（4）治疗疗程 每天4~5次，每次5分钟，5次为1个疗程。

第七节 濑 幽

【概述】

濑幽（遗尿）是指由于水道功能虚损或失调而导致的，临床以3周岁以上的小儿睡眠中经常小便自遗，醒后方觉的一种疾病。按病变部位属壮医水道病范畴，是临床常见的小儿水道病证，有生理性、病理性之分。年龄超过3岁，特别是5岁以上的儿童，仍不能自主控制排尿，熟睡时仍经常遗尿，轻者数夜1次，重者每夜数次，则为病理状态，即属于本病讨论的勒爷濑幽（小儿遗尿）。壮医认为，勒爷濑幽（小儿遗尿）多因气血不足，水道功能失调或虚损，使水液代谢排泄失常而引起。

中医认为，小儿遗尿与肾、膀胱有关，西医诊为小儿小便自遗，认为产生原因可能与遗传因素、泌尿功能发育不成熟、教养和心理因素有关。

【外治方法】

1. 针刺疗法

（1）选穴　天宫穴（TTg），天一环 3 穴（TTh1-3），天一环 9 穴（TTh1-9），腹三环 6 穴（RFh3-6），腹四环 6 穴（RFh4-6）

（2）操作方法　选用 1 寸毫针，先用"8"字环针法。针刺天宫穴、天一环 3 穴、天一环 9 穴，斜刺 0.5 寸；再针刺腹三环 6 穴、腹四环 6 穴。一般不留针。

（3）治疗疗程　每天 1 次，7 次为 1 个疗程。

2. 梅花针疗法

（1）取穴　双侧足太阳膀胱经，督脉。

（2）操作方法　将上述部位按常规方法消毒，采用事先消毒的梅花针使用轻力度叩击，以叩击部位泛红即可。

（3）治疗疗程　每天治疗 1 次，7 次为 1 个疗程。

3. 药线点灸疗法

（1）取穴　关元，阴陵泉，三阴交。加耳穴的肾、膀胱、内分泌。

（2）点灸方法　每天点灸 1~2 次，7 天为 1 个疗程。

4. 鲜花叶透穴疗法

（1）选穴　脾俞，肾俞，肺俞，三焦，命门，腰阳关，气海，关元，足三里。

（2）材料　新鲜荷叶，线香。

（3）操作方法　将新鲜荷叶剪成大小适合的小片，把叶片放在选定的穴位上，点燃线香隔叶片灸灼。灸灼致叶片干即可，每个穴位灸灼 1 片叶片。

（4）治疗疗程　每天 1 次，5 次为 1 个疗程。

5. 敷贴疗法

（1）材料与方法　小茴香、丁香、肉桂各 3g，研细末，加少许黄酒，烘热敷在关元穴上，用胶布固定即可。

（2）治疗疗程　每天换药 1 次，中病即可。

第十二章　五官科与皮肤科病证

第一节　货咽妈

【概述】

货咽妈是指以咽喉疼痛为主要表现的一类疾患。咽痛在临床上作为一种常见症状，可以见于多种疾病的主症或兼症。

货咽妈相当于中医的喉痛等范畴，相当于西医学急性咽喉炎、慢性咽喉炎、扁桃腺炎、声带结节等引起的咽喉疼痛。

【外治方法】

1. 针挑疗法

（1）方法一

部位选择：少商，商阳，关冲。

操作手法：以上穴位交替使用，轻挑，浅挑，使出血数滴，每3天1次。

（2）方法二

部位选择：少商。

操作手法：施术者先以两手从患者手臂自上而下捋按数十次，轻挑少商穴，使微出血。

2. 药线点灸疗法

（1）取穴　少商，合谷，商阳，肺俞，风池，内庭。加耳穴的咽喉、扁桃腺。

（2）点灸方法　每天施灸1次，疗程视具体情况而定。

3. 药刮疗法

（1）材料　将鲜柚子叶100g，紫苏100g，香茅50g，黄皮果叶100g切碎捣烂，大米50g泡水1分钟取出，和上药用布包好，备用。

（2）部位选择

颈项部：刮手阳明大肠经，由扶突穴沿前正中线两侧向下，刮至天鼎穴处；刮足阳明胃经，由人迎穴沿前正中线两侧向下，刮至水突穴处；刮任脉天突穴。

背部：刮足太阳膀胱经；刮肺俞穴、脾俞穴、肾俞穴处。

上肢：刮手阳明大肠经，由曲池穴沿前臂前外侧向下，刮至合谷穴处；刮手太阴肺经，由尺泽穴处沿前臂前内侧向下，刮鱼际穴处。

下肢：刮足阳明胃经之丰隆穴；刮足太阴脾经之三阴交穴；刮足少阴肾经之太溪穴。

（3）刮拭顺序　先刮颈项部，再刮背部，最后刮四肢。

（4）刮拭手法　刮至皮肤微微发红为宜。

（5）治疗疗程　每天刮1次，病情缓解即可。

NOTE

第二节   麦粒肿

【概述】

麦粒肿又称偷针眼，是由于睫毛囊、皮脂腺或睑板腺被细菌感染所引起的急性化脓性炎症，主要表现为眼睑生小疖肿，形如麦粒，故名。可伴有局部红肿疼痛或恶寒发热等症状。根据受累腺组织的不同，可分为外麦粒肿和内麦粒肿。外麦粒肿是睫毛毛囊的皮脂腺受感染，因其位于眼睑皮肤，故又称睑边疖；内麦粒肿为睑板腺急性化脓性炎症，又称睑板腺炎。

本病主要是由于热毒上攻眼睑，邪毒内蕴，毒雍于龙路、火路，气血瘀滞不通，热毒结聚所致。

【外治方法】

1. 药线点灸疗法

（1）选择部位   麦粒肿患处，二间，身柱，隐白。

（2）点灸方法   每天施灸 1~2 次，中病即可。

2. 敷贴疗法

（1）材料与方法   蒲公英 20g，金银花 20g，野菊花 20g，大青叶 20g，加适量水与医用纱布煮沸，待水温降至 35℃时，用纱布湿敷患处。

（2）治疗疗程   每天敷药 4~5 次，每次敷 5~8 分钟，中病即可。

3. 鲜花叶透穴疗法

（1）选穴   麦粒肿患处，曲池，合谷。

（2）材料   新鲜荷叶，线香。

（3）操作方法   将新鲜荷叶剪成大小适合的小片，把叶片放在选定的穴位上，点燃线香隔叶片灸灼。灸灼致叶片干即可换叶片，每个部位灸灼 1~2 片叶片。

（4）治疗疗程   每天 1 次，3 次为 1 个疗程。

第三节   火   眼

【概述】

火眼病即急性结膜炎，其主要症状为睑结膜及球结膜充血发红，分泌物增多，自觉灼热、怕光、发痒、流泪及异物感等，常累及双眼。由于本病能迅速传染并引起广泛流行，故有"天行赤眼"之称。发病多在夏秋之季，患者常有红眼病接触史。本病主要是由于感受风热疫疠之气，上攻"勒答"（眼睛），邪毒内蕴，毒雍于龙路、火路，气血阻滞不通，热毒结聚所致。

【外治方法】

1. 针挑疗法

（1）方法一

部位选择：在椎骨的上、下、左、右各 1 寸处。

操作手法:轻挑，浅挑，使出血;再于挑口拔罐，留罐10分钟。

（2）方法二

部位选择:内迎香穴（在鼻孔内的外侧黏膜上）。

操作手法:轻挑，浅挑，使出血。每天挑1次。

（3）方法三

部位选择:鼻山根（位于两眼内眦之中点处），耳背部青筋。

操作手法:轻挑，浅挑，使出血。挑耳背部青筋时，先用拇、食两指捻患者耳后，青筋即显露。隔天挑1次。

（4）方法四

部位选择:太阳，鱼腰，耳背部青筋。

操作手法:轻挑，浅挑，使出血。挑耳背部青筋时，先用拇、食两指捻患者耳后，青筋即显露。隔天挑1次。

2. 药线点灸疗法

（1）取穴　攒竹，鱼腰，太阳。加耳穴的肺、相应部位、神门、皮质下。

（2）点灸方法　每天施灸1次，3次为1个疗程。

第四节　惹茸与惹努

【概述】

惹茸与惹努是指听觉异常的两种症状，可由多种疾病引起。惹茸以自觉耳内鸣响为主症，惹努以听力减退或听觉缺失为主症，两者在病因病机上大致相同。惹茸与惹努的病因有内因和外因，内因多由恼怒、惊恐致"咪叠"（肝）"咪背"（胆）风火上逆，而致经气闭阻，三道两路不通或肝肾阴虚，精气不能上达于耳而成;外因为风邪侵袭，壅遏清窍。亦有因突然暴响震伤耳窍而引起者。

【外治方法】

1. 针挑疗法

（1）部位选择　列缺，外关，晕听区，率谷，角孙，翳风，颧髎，听宫。

（2）操作手法　用平挑法加平刺法。

（3）治疗疗程　隔天1次，10次为1个疗程。

2. 药线点灸疗法

（1）取穴　翳风，听会，耳门，巨阙。耳穴的内分泌、肝、肾、皮质下。

（2）点灸方法　每天施灸1次，20次为1个疗程。器质性损害引起耳鸣耳聋者，不宜用本法治疗。

3. 刮疗法

（1）工具　刮板，植物油。

（2）部位选择

NOTE

耳朵局部:刮耳前部,由耳和髎穴处向下经耳门、听宫,刮至听会穴处;刮耳后部,由角孙穴处沿耳后向下,经颅息、瘈脉、翳风等,刮至天容穴处。

背部:刮膀胱经,由肝俞穴处沿脊柱两侧向下,刮至肾俞穴处。

上肢:刮手少阳三焦经的中渚穴。

下肢:刮足阳明胃经,由足三里穴刮至丰隆穴处;刮足少阳胆经的侠溪穴;刮足少阴肾经的太溪穴。

（3）刮拭顺序 先刮耳部,再刮背部,最后刮四肢。

（4）刮拭手法 刮至皮肤微微发红为宜。

（5）治疗疗程 3天治疗1次,5次为1个疗程。

【注意事项】

（1）刮治对于神经性耳鸣耳聋有一定效果,对于鼓膜穿孔、肿瘤等引起的耳鸣耳聋难以取效。

（2）调饮食,忌食肥甘厚味及辛辣之品,力戒烟酒,耳鸣夜间甚者,睡前忌饮浓茶、咖啡、酒类等刺激饮料。

（3）保持心情舒畅,避免忧思恼怒。

（4）平时适当锻炼身体,增强体质,注意休息,避免房劳。

4. 耳部按摩疗法

（1）按摩部位 听宫,听会,耳门,翳风,耳垂。

（2）操作方法 先由内到外推按整个耳朵数次,再次按揉听宫、听会、耳门、翳风,每个穴位按摩1~2分钟,然后用拇指和食指捏住耳垂,分别向下及向外轻轻拉,一拉一放重复20~30次。

（3）治疗疗程 每天早、晚各1次,30天为1个疗程。

5. 敷贴疗法

（1）材料 王不留行适量,小块胶布。

（2）耳部取穴 肾,肝,胆,内分泌,内耳。

（3）操作方法 将王不留行贴于0.6cm×0.6cm的小块胶布中央,然后对准耳穴贴紧并稍加压力,使患者耳朵感到酸麻胀或发热。贴后嘱患者每天自行按压数次,每次1~2分钟。每次贴压后保持3~7天。

6. 足浴疗法

（1）材料准备 川芎、黄芪、当归、鸡血藤、红花各100g。

（2）操作方法 上药加入1500mL水,煎煮20分钟,把药水倒入盆中。先用药水的蒸汽熏脚,等药液温度降至合适后再泡脚。每次浸泡时间一般为20~30分钟,最好用深一点的盆,小腿也一起浸泡效果更好。药水在重复使用时,只需在泡脚前加热到药水沸腾即可。

（3）治疗疗程 每天1次,30次为1个疗程。

7. 梅花针疗法

（1）取穴 百会,神门,听宫,听会,耳门,翳风,角孙,督脉脊椎两侧。

（2）操作方法 将上述部位按常规方法消毒,采用事先消毒的梅花针使用中等力度叩击,以叩击部位泛红即可。

（3）治疗疗程　隔天治疗1次，5次为1个疗程。

8. 鲜花叶透穴疗法

（1）选穴　百会，神门，听宫，听会，耳门，翳风，角孙，脾俞，肝俞，肾俞，命门，腰阳关。

（2）材料　新鲜荷叶，线香。

（3）操作方法　将新鲜荷叶剪成大小适合的小片，把叶片放在选定的穴位上，点燃线香隔叶片灸灼。灸灼致叶片干即可换叶片，每个穴位灸灼2片叶片。

（4）治疗疗程　每天1次，5次为1个疗程。

第五节　痂怀

【概述】

痂怀是一种慢性鳞屑性皮肤病。最初为针头或米粒大的红色丘疹，表面有少量白色鳞屑；随后丘疹逐渐扩大并融合，成为指甲、钱币或手掌大的大小不等的斑块，表面的鳞屑逐渐增厚。好发部位为四肢、头皮、颈项部、骶部和躯干，多对称发生。自觉症状轻微，有时可有轻度瘙痒。病程慢性，反复发作，可迁延数年，以至数十年。西医认为，本病发生可能与多种因素有关，如感染后的变态反应，精神神经因素，酶代谢紊乱，外伤后反应，寒冷潮湿，内分泌和遗传因素等。本病证等于中医学的银屑病，临床上分为四种类型，即寻常型、红皮病型、脓疱型和关节炎型。其中寻常型银屑病最为常见，其主要临床表现为皮肤出现红色斑丘疹，表面覆盖多层银白色鳞屑，多发于四肢伸侧、头皮、发际等部位，多伴瘙痒。壮医认为，本病初起多由风毒、热毒、湿毒等外邪侵袭，阻于皮肤，蕴结不散而发，或恣食辛辣肥甘之品，损伤"咪隆"（脾）"咪腺"（肾），热毒内生，蕴于血分，两路受阻，感邪而发。本病迁延日久多耗伤营血，阴血亏虚，生风化燥，或病程日久，气滞血瘀，肌肤失养亦能发病。

【外治方法】

1. 放血拔罐法

（1）部位选择　大椎，双侧血海穴。

（2）操作方法　先以三棱针或皮肤针等刺局部见血（或不见血），然后再拔火罐，一般留罐5~10分钟，待罐内吸出一定量的血液后起之。

（3）治疗疗程　3天1次，7次为1个疗程。

2. 药线点灸疗法

（1）取穴　患处葵花形穴。加耳穴的相应部位：神门、皮质下。

（2）点灸方法　每天施灸1次，20次为1个疗程。

3. 药物熏洗疗法

（1）材料　蛇床子、生大黄、大枫子、白鲜皮、鹤虱草各15g，苦参30g，黄柏、生杏仁、枯矾、朴硝、蝉衣、蜂房各9g，牡丹皮12g。

（2）操作方法　加适量水后煎煮上述药物，水煎至沸腾，趁水温较高有蒸汽时熏蒸患处，

NOTE

待药液降至患者能耐受的温度后再淋洗或浸泡全身。

（3）治疗疗程　每天治疗1次，10次为1个疗程。

第六节　能唅累

【概述】

能唅累是指皮损呈多种形态，发无定位，易于湿烂渗液的瘙痒性、渗出性皮肤病证，是一种常见的过敏性炎症性皮肤病。其特点为多形性皮疹，倾向湿润，对称分布，患者自觉剧烈瘙痒，易于反复发作。好发于面部、肘窝、腘窝、四肢屈侧及躯干等处。由于患病部位不同，而有各种不同名称。如浸淫遍体，抓浸黄水，瘙痒无度者，称为浸淫疮；以丘疹为主的称为血风疮；发于阴囊部的称为肾囊风；发生于下肢弯曲部的称为四弯风；婴幼儿发于面部的称为奶癣。本病男女老少均可发病，无明显季节性，临床特点为皮损呈多样性，奇痒难忍，局部有渗出液，患处潮红或有红斑、丘疹、水疱、糜烂、痂皮、抓痕。壮医认为，其病因主要为湿热毒邪蕴阻，导致三道两路受阻而发病。血虚风燥，化燥生风，肌肤失于濡养也可导致本病的发生。

本病相当于中医湿疮和西医的湿疹。

【外治方法】

1. 针挑疗法

（1）部位选择　尺泽，委中。

（2）操作手法　轻挑，浅挑，使血液自然流出。

（3）治疗疗程　隔天1次，5次为1个疗程。

2. 针刺疗法

（1）选穴　前三杆（DQSg，双侧），内下桩（DNXz，双侧），臂上穴（TBs），鹰嘴环12穴（TYZh-12，双侧），膝二环11穴（DXh2-11，双侧），局部耳尖。

（2）操作方法　选取1寸、1.5、2.5寸毫针、三棱针（或一次性注射器针头）。首次治疗可先在耳尖局部点刺放血数滴后，再行针刺。用"8"字环针手法，先针左侧鹰嘴环12穴、臂上穴，直刺0.8~1.2寸，针右侧膝二环11穴、左侧膝二环11穴，直刺1~1.5寸，然后针右侧臂上穴、鹰嘴环12穴，直刺0.8~1.2寸；针左侧前三杆，直刺1.5~2寸，针右侧内下桩，左侧内下桩，直刺0.8~1.2寸，最后针右侧前三杆，直刺1.5~2寸。

急性湿疹留针30分钟左右，慢性湿疹可延长至60分钟。

（3）治疗疗程　每周针2~3次，4周为1个疗程，可针2~3个疗程。

3. 药线点灸疗法

（1）取穴　患处局部梅花穴，血海，手三里。

（2）点灸方法　每天施灸1次，疗程视病情而定。

4. 熏洗疗法

（1）材料　金银花30g，生石膏50g，野菊花30g，苦参50g，苍术40g，蛇床子30g，地肤子30g，两面针120g（鲜品），十大功劳50g。

（2）操作方法　加适量水后煎煮上述药物，水煎至沸腾，趁水温较高有蒸汽时熏蒸患处，待药液降至患者能耐受的温度后再淋洗或浸泡全身。

（3）治疗疗程　每天治疗 1 次，10 次为 1 个疗程。

第七节　叻仇

【概述】

叻仇是一种毛囊与皮脂腺的慢性炎症性皮肤病，因其初起损害多有粉刺，故又称粉刺。常好发于青春期男女，其临床主要表现为颜面、胸、背等处出现粟粒样丘疹如刺，有些融合成片，红肿或者有脓头，可挤出白色或黄白色碎米样粉汁，可伴有轻微瘙痒或疼痛。叻仇的病程往往较长，常此起彼伏，部分青春期后可逐渐痊愈，但一些患者由于治疗不当或不注意卫生，可发为暗疮。壮医认为，叻仇的发生多由于素体阳热偏盛，肺部蕴热，复感风湿热毒之邪熏蒸面部或脾胃湿热上蒸颜面，湿热瘀痰凝滞肌肤致三道两路受阻而发病。

【外治方法】

1. 针挑疗法

（1）一方

部位选择：臀部小疙瘩。

操作手法：慢挑，深挑，挑出皮下纤维，隔天挑治 1 次。

（2）二方

部位选择：耳后毛细血管。

操作手法：轻挑，浅挑，挑破毛细血管，使出血。每天挑 1 次。

（3）三方

部位选择：患处。

操作手法：轻挑，浅挑，挑出粉刺，每个部位挑 1 次。

2. 药线点灸疗法

（1）取穴　长子，手三里，太冲。耳穴加肺、相应部位、神门、肾上腺、皮质下。

（2）点灸方法　每天施灸 1 次，疗程视具体情况而定。

3. 放血疗法

（1）部位选择　两侧耳尖，大椎，少商。

（2）操作方法　针刺前，在预定针刺部位上下用左手拇指、食指向针刺处推按，使血液积聚于针刺部位，继之用含 2% 碘酒的棉球消毒，再用 75% 酒精棉球脱碘。针刺时左手拇食、中三指夹紧被刺部位或穴位，右手持针，用拇、食两指捏住针柄，中指指腹紧靠针身下端，针尖露出 1~2 分，对准已消毒部位或穴位刺入 1~2 分深，随即将针迅速退出，轻轻挤压针孔周围，使出血少许。然后用消毒棉球按压针孔。

（3）治疗疗程　隔天 1 次，7 次为 1 个疗程。

第八节　奔呗啷

【概述】

奔呗啷即西医学带状疱疹，临床以一侧胸背或腰部出现集簇疱疹，伴剧烈疼痛为主要症状。湿热内蕴，复感火毒热邪为其病机特点。饮食失调，或脾失健运，湿浊内生，外发肌肤，聚于肌表；情志不遂，郁久化热；或湿热内蕴，火热之毒壅于肌肤，流窜三道两路，阻滞不通，故红斑、丘疱疹和剧痛等症并见。

【外治方法】

1. 药线点灸疗法

（1）取穴　局部葵花穴（以疱疹为穴），手三里，关元，血海，足三里，气海，三阴交，太冲。

（2）点灸方法　每天点灸1次，每穴点灸1~3壮，5次为1个疗程。

2. 鲜花叶透穴疗法

（1）选穴　大椎，风门，肺俞，皮损周围。

（2）材料　新鲜荷叶，线香。

（3）操作方法　将新鲜荷叶剪成大小适合的小片，把叶片放在选定的穴位上或皮损周围，点燃线香隔叶片灸灼。灸灼致叶片干即可换叶片，每个穴位灸灼2~3片叶片。

（4）治疗疗程　每天1次，5次为1个疗程。

3. 熏洗疗法

（1）材料　桑叶30g，荆芥30g，防风30g，板蓝根30g，野菊花30g，蛇床子30g，地肤子30g，两面针120g（鲜品）。

（2）操作方法　加适量水后煎煮上述药物，水煎至沸腾，趁水温较高有蒸汽时熏蒸患处及周围皮肤，待药液降至患者能耐受的温度后再淋洗患处。

（3）治疗疗程　每天治疗1次，10次为1个疗程。